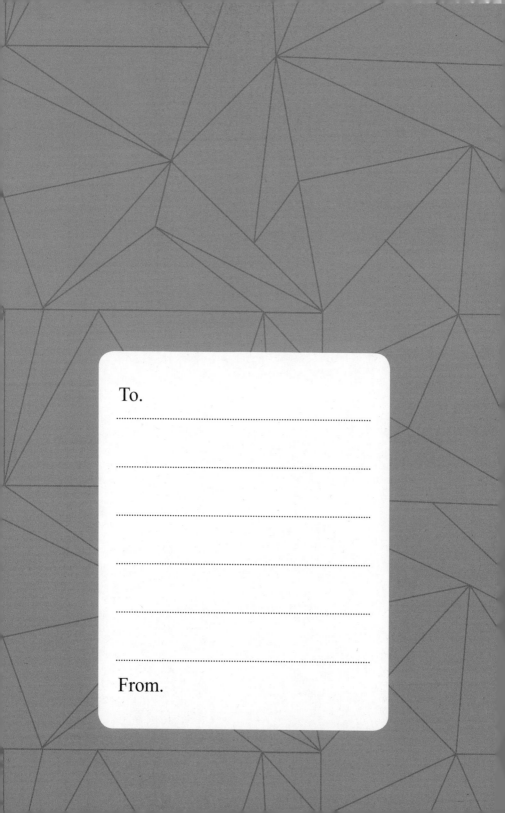

To.
....

....

....

....

....

From.

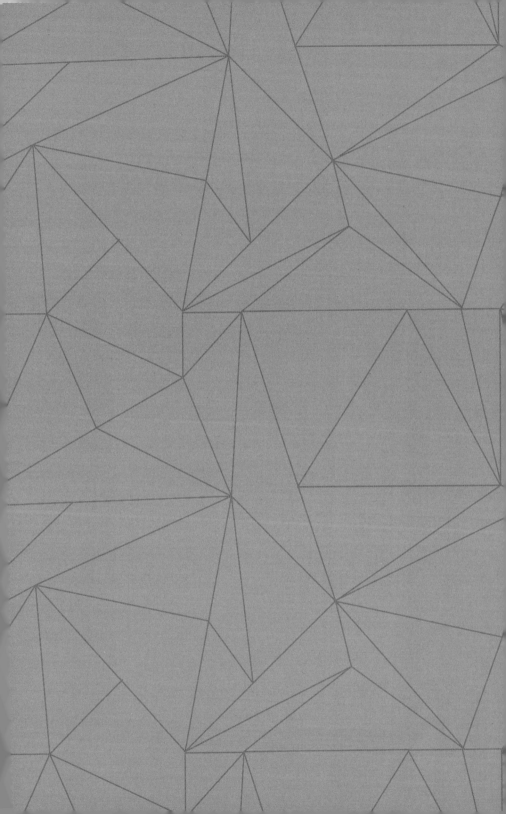

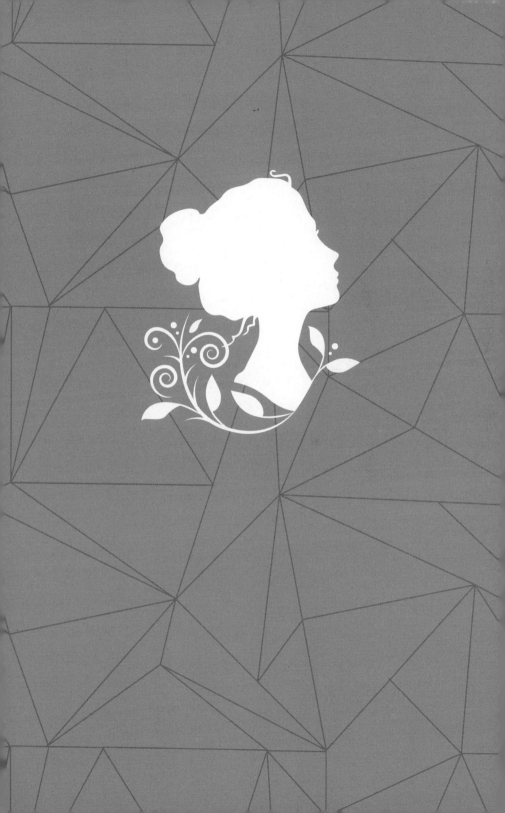

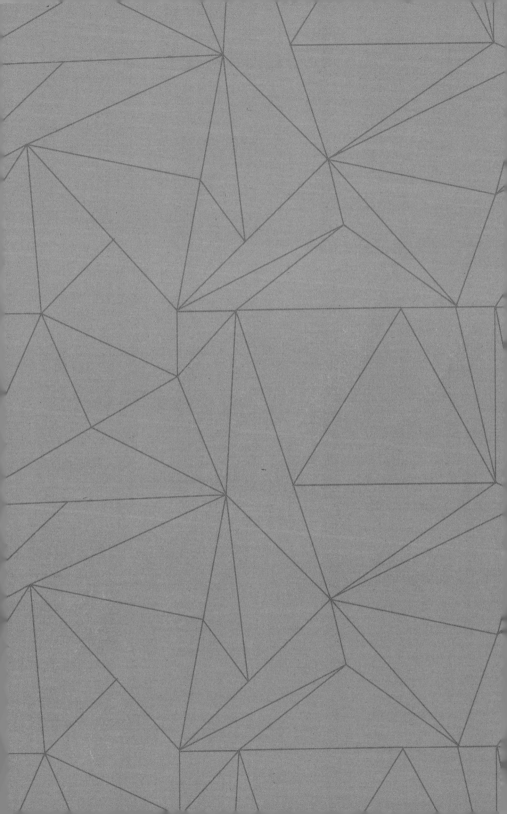

경근마사지로
동안미모 만들기

경근마사지로
동안미모 만들기

초판발행일 | 2013년 5월 5일
개 정 1 쇄 | 2017년 3월 5일

지 은 이 | 황쯔펑, 가오룽룽
펴 낸 이 | 배수현
옮 긴 이 | 송은진
디 자 인 | 박수정
제 작 | 송재호
기 획 | 엔터스코리아

펴 낸 곳 | 가나북스 www.gnbooks.co.kr
출 판 등 록 | 제393-2009-000012호
전 화 | 031) 408-8811(代)
팩 스 | 031) 501-8811

ISBN 979-11-86562-55-0
※ 가격은 뒤 표지에 있습니다.

《黄帝内经中的经筋美颜术》作者： 黄梓峰 , 高荣荣

경근마사지로

동안
미모

만 들 기

황쯔펑 黃梓峰
가오룽룽 高榮榮

옮긴이 송은진

동안의 비밀

가오룽룽
중국 중의과학연구원(中國中醫科學硏究院) 의사

◎ 경근 마사지와 인연을 맺다

나이가 들면서 점점 스무 살 때의 아름다움을 잃어가고 있다는 것을 깨달았다. 사람들은 이제 내가 '화사하게 웃는다'거나 '미소가 아름답다'고 말해 주지 않았다. 어느 날 저녁, 거울에 비친 내 얼굴을 보다가 양쪽 턱선이 비대칭인 것을 발견했다. 미소를 짓자 입까지 비뚤어져서 무서울 정도였다! 설마 내가 정말 늙은 것일까? 세월의 흔적이 아름답고 매력적이던 내 미소를 모두 지워 버린 것일까? 그 깨달음 후, 나는 황쯔펑(黃梓峰) 선생님을 만났다. 그리고 그분의 지도를 받으면서 젊고 아름다운 얼굴을 되찾을 수 있다는 사실을 알게 되었다!

선생님을 처음 만난 것은 햇볕이 무척 따뜻한 날이었다. 황 선생님은 학생들에게 얼굴의 경락을 다스리는 방법을 지도하고 있었다. 내가 다가가서 인사하자 선생님은 고개를 들고 내 얼굴을 빤히 바라보다가 이렇게 말했다. "모두 여기 이분의 얼굴을 보세요. 오른쪽 얼굴의 경근이 빠졌죠. 그러다 보니 오른쪽 입 꼬리가 아래로 처졌네요. 자, 어서 한 번 보세요!" 그 순간 나는 머리를 한 대 맞은 것 같았다. 세상에, 내 얼굴이 정말 그렇게까지 비뚤어졌나? 이제는 웃지 않아도 보이나 봐.

황 선생님은 살짝 미소를 지으며 나에게 말했다. "걱정할 것 없어요. 정상으로 돌려드리죠!" 선생님은 내 얼굴을 한 번 쓰다듬고, 밀고, 문지르고, 쓸고……, 그러더니 잠시 후에 "자, 이제 거울을 보세요!"라고 말했다. 나는 거울을 보았다. 앗! 턱선이 똑바로 되었네! 대칭을 이룬 내 얼굴을 보고 나는 정말이지 환하게 웃었다. 정말 신기해! "어떻게 된 거죠? 어떻게 하신 거예요?" 그러자 황 선생님은 "별거 아니에요. 제자리를 벗어난 경근을 밀어서 되돌려 놓은 것뿐이니까. 별로 심각한 상태는 아니어서 한 번 만에 되었네요. 하지만 앞으로는 조심해야 할 거예요. 예전에 턱이 한 번 빠진 적이 있는 것 같군요. 그때 오른쪽 경근이 제자리에서 벗어났나 봐요." 나는 멍하니 선생님을 바라볼 수밖에 없었다. 그의 말대로 나는 예전에 오른쪽 턱이 빠진 적이 있었고, 그 후로 입을 크게 벌릴 때마다 오른쪽 턱에서 소리가 났다.

침구(鍼灸) 전문 의사였던 나는 이때부터 황 선생님의 지도를 받으며 경근을 연구하기 시작했다.

《황제내경(黃帝內經)》의 영추·경근(靈樞·經筋)편을 기초로 하는 경근 치료법은 내과, 산부인과 및 외과 등의 각종 질병을 치료하는 데 사용된다. 신체의 각종 병리 현상과 그 변화는 경근을 통해서 가장 먼저 드러나므로, 이것을 잘 관찰하고 치료한다면 질병을 치료할 수 있다.

이 책은 왕루이민(王瑞民) 선생님이 경근 치료법을 눈, 코, 입, 턱 및 광대 등에 적용해서 괄목할 만한 미용적 성과를 얻어 낸 데서부터 시작되었다. 그녀의 열정과 노력, 그리고 우리의 꾸준한 연구와 임상 경험을 결합시켜 정리한 것이 바로 이 책이다. 더 많은 사람이 피부에 효과적으로 영양을 주고 얼굴선을 개선하는 것을 도와주고자 이 책을 기획한 것이다. 독자들이 경근 마사지의 신비한 효과를 마음껏 누리기 바란다!

◎ 미용 경근이란 무엇인가?

우리 몸에는 기혈(氣血)이 운행하는 통로인 경맥(經脈)이 분포되어 있다. 그중에서 기본이 되는 열두 가지를 12정경(十二正經), 혹은 12경맥(十二經脈)이라 한다. 또 12경맥 중 근육에 분포하는 것을 12경근(十二經筋)이라고 한다.《황제내경》태소·경근(太素·經筋)편에 나오는 "맥이 근의 기를 이끈다.(脈引筋氣)"라는 말은 경근이 경맥의 영향을 받는다는 뜻이다. 경근은 골격과 연결되며, 오장육부(五臟六腑)와는 연결되지 않는다. 그러나 오장육부와 연결되는 경맥과 서로 통하기 때문에 간접적으로 영향을 주고받을 수 있다. 그래서 신체에 드러나는 문제들, 예를 들어 눈과 입의 처짐, 발목의 시큰거림, 어깨 통증 등은 경근 치료법으로 근육과 관절을 다스려 직접 치료할 수 있다. 이런 작은 증상들은 큰 병으로 번질 수도 있으므로 초기에 치료하는 것이 무척 중요하다.

오장육부의 기혈과 음양(陰陽)이 부족하거나 잘 소통되지 않으면 관련 경락(經絡)에 가장 먼저 문제가 생긴다. 경락이란 경맥과 기혈이 운행하는 또 다른 통로인 낙맥(絡脈)을 함께 부르는 말이다. 경락의 문제는 경근을 통해 겉으로 드러나며, 경근은 피부와 연결되므로 최종적으로 피부에 신체의 변화가 드러난다.

근육과 피부는 몸 전체의 기혈과 음양의 상태를 반영한다. 특히 얼굴의 부드럽고 세밀한 근육들은 노화, 질병, 우울함, 신체의 기능 저하

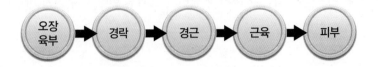

등을 잘 드러낸다. 뛰어난 의사들은 이러한 변화를 세밀하게 관찰하기만 해도 '이미 생긴 병'을 치료하고 '아직 생기지 않은 병'을 예방할 수도 있다.

우리의 얼굴은 경맥 중에서 양(陽)의 기운을 가진 양경(陽經)이 모이고 교차하며, 경근이 광범위하게 분포하는 곳이어서 신체 기능의 상황을 가장 잘 반영한다.

이 책에서는《황제내경》영추·경근편에 언급된 12경근 가운데 얼굴과 관련 있는 경근 여섯 개와 독맥을 소개한다. 얼굴 근육이 느슨해지고, 주름이 많아지며, 입과 얼굴의 양쪽이 비대칭이 되는 등의 변화는 모두 체내에 어떠한 문제가 발생했음을 의미한다. 어쩌면 경추(頸椎), 뇌혈액 공급, 그리고 풍한(風寒), 외상 등과 관련이 있을지도 모른다. 이런 문제가 발생하면 관련 경근의 어느 한 부분이 막히거나 제자리에서 빠지면 그것이 얼굴에 드러난다. 이때 경근 마사지로 경근에 흐르는 경기(經氣 : 경맥 사이를 운행하는 기(氣))와 경수(經水 : 사람의 몸을 흐르는 에너지)가 잘 통하도록 해야 한다. 예를 들어 한쪽 소양경근에 문제가 생기면 그쪽의 눈이 처진다. 하지만 경근 마사지로 경근을 다스리면 눈이 금세 원래대로 돌아갈 것이다.

[미용 경근 마사지의 신비한 효과]

❶ 피부 톤을 맑게!

❷ 초롱초롱한 눈으로!

❸ 입체적인 얼굴! 주름을 개선하고, 밋밋한 광대에 볼륨을 더하며, 이목구
비를 바로 잡아 얼굴을 화사하게!

❹ 머리의 기혈을 잘 통하게 해서 기혈이 막혔을 때 생기는 각종 현상과 이별!

신장의 기가 부족하고 양기가 머리까지 충분히 전달되지 못하면 얼
굴색이 어두워지고 윤기가 사라진다. 이때 머리와 얼굴의 경근을 잘 마
사지하면 양기와 음혈(陰血)의 순환을 도울 수 있다. 그러면 피가 돌지
않아서 뭉친 어혈(瘀血)이나 기가 흐르지 않고 막힌 기체(氣滯) 현상이 사
라지고 머리에 영양이 원활하게 공급된다. 그러면 얼굴이 곧 수정처럼
투명하고 아름다워지며 주름도 줄어들 것이다. 꾸준히 경근 마사지를
실천하자. 이목구비가 바로 잡히고, 밋밋한 광대에 볼륨감이 더해지
며, 턱선이 날렵해져서 얼굴이 더욱 작고 예뻐질 것이다!

황 선생님은 얼굴의 경근을 다스리면 모든 사람이 부러워하는 '인형
같은 얼굴'이 될 수 있으며 실제 나이보다 5~10살은 어려 보일 수 있
다고 말했다. 아, 이 얼마나 설레는 일인가! 그렇다면 어떤 얼굴이 '인
형 같은 얼굴'일까?

미인의 기준도 패션처럼 시대에 따라 변한다. 우스갯소리지만 눈,
코, 입, 얼굴형 등의 특징을 보면 그 여성의 출생연대를 짐작할 수 있다
는 것이다. 시대별로 인기 있는 여배우를 기준으로 눈, 코, 입, 얼굴형,

몸매를 성형하고 헤어스타일까지 비슷하게 따라 하기 때문이다. 그녀들의 얼굴은 성형했다는 사실뿐만 아니라 심지어 어떤 의사가 수술했는지까지 드러낸다. 이런 것을 진정한 아름다움이라고 할 수 있을까? 수술대 위에서 만들어진 것은 절대 진정한 아름다움이라고 할 수 없다. 그저 기술자(나는 성형외과 의사들을 의사라고 부를 수가 없다. 그들은 치료하는 것이 아니라 오히려 병을 더할 뿐이니까)가 만들어 낸 공예품일 뿐이다. 그런 작품은 설령 아름답다 할지라도 영혼이 없으며, 무엇보다 개성을 찾아볼 수 없다!

아름다운 얼굴이란 반드시 '달걀형'이거나 '왕방울만한 눈'일 필요는 없다. 아름다운 얼굴은 ❶언제나 양쪽이 대칭을 이루고, ❷눈꼬리와 입꼬리가 살짝 위를 향하며, ❸피부 결이 모두 위를 향하고, 웃었을 때 콧방울 옆이 꺼지지 않아야 한다. ❹평소에는 이마, 미간, 눈꼬리에 주름이 없지만 크게 웃을 때는 자연스러운 주름이 잡혀야 하며, ❺이중턱이 없고, 얼굴 전체에 탄력이 있어야 한다. 어쩌면 '불가능한 일이야. 나이가 드는데 노화를 피할 수는 없잖아. 그런 기준을 충족하는 사람은 없다고!'라고 생각할지도 모르겠다.

맞는 말이다. 이런 사람은 정말 드물다! 위의 기준에 맞는 사람으로 중국의 여배우 자오야즈(趙雅芝)와 저우하이메이(周海媚)를 꼽을 수 있다. 자오야즈는 젊은 시절과 비교했을 때 조금 더 마르고 피부의 촉촉함이 줄어든 것 외에는 달라진 점이 없다. 저우하이메이는 정말 대단하다. 그녀의 얼굴은 조금도 아래로 처지지 않았으며 스물다섯 살 때와 똑같이 동글동글하고 윤기 있다. 갸름하다 못해서 뾰족한 얼굴에 열광하는 지금도 저우하이메이는 여전히 어렸을 때의 그 '인형 같은 얼굴'을 유지하고 있다. 개인적으로 나는 그녀야말로 진정한 젊음과 아름다움이 무엇인지 아는 사람이라고 생각한다. 물론 이 여배우들이 성형 수술을 했을 것이라고 의심하는 사람들도 있다. 하지만 나는 절대 그렇게 생각하지 않는다. 젊었을 때의 사진을 놓고 대조해 보면 알겠지만, 그녀들의 이런 아름다움은 경근과 경락을 다스리는 것만으로 얻어진 것이다. 수술이나 주사 따위는 전혀 필요 없다.

미용 경근 마사지를 통해서 누구나 아름다운 얼굴, '인형 같은 얼굴'이 될 수 있다.

이 책에서 소개하는 마사지법은 완벽한 얼굴 윤곽을 만드는 데 큰 도움이 될 것이다. 누구나 자신의 얼굴을 최상의 상태로 만들 수 있다! 비록 우리가 판빙빙(范冰冰)이나 장바이즈(張柏芝)만큼 예쁘지는 않더라도, 각기 자신만의 개성 있는 아름다움을 만들 수 있다! 미용 경근 마사지는 누구나 배울 수 있고 효과가 무척 빠르게 나타난다. 마사지 후에 변화된 자신을 보면 누구나 "와, 진짜 신기하다!" 하고 외칠 것이 분명하다.

독자들 모두 나이가 들어도 젊은 시절의 '인형 같은 얼굴'을 유지하기 바란다. 이것은 기적이 아니며 유명 스타만이 누릴 수 있는 특권도 아니다. 누구라도 실현할 수 있는 일이다. 경근 마사지는 방법이 아주 단순해서 어렵지 않으니 누구나 쉽게 익힐 수 있다. 옛사람들은 약이 아닌 손으로 병을 고쳤다. 그렇다면 우리도 할 수 있다. 자신의 두 손으로 아름다운 얼굴을 만들 수 있다!

Contents

+ 눈 주위의 자잘한 주름과 눈 밑 지방을 없앤다.
  다크서클을 완화하고, 눈 주위의 작은 지방 알갱이를 없앤다.
+ 눈에 붉은 핏줄이 서지 않도록 방지하고 두 눈이 촉촉하고 맑아 보이게 한다.
+ 처진 눈꼬리와 눈썹을 바짝 올려 주며, 눈매를 길게 만든다.
+ 눈꺼풀을 위로 당겨 눈이 커지게 한다.
+ 눈꼬리 주름을 없앤다.
+ 눈 주위에 생기는 반점을 예방한다.

+ 처진 눈을 바짝 올려 주고 눈매를 길게 한다.
  불룩 튀어나온 눈 밑 지방과 눈 주위의 지방 알갱이를 없앤다.
+ 눈썹을 바짝 올려 주어 우울해 보이는 얼굴을 개선한다.
+ 편두통과 가벼운 이명을 치료하고, 뭉친 목 근육을 풀어 준다.
+ 기미를 예방, 치료한다.
+ 눈 주위의 자잘한 주름을 없애고, 피부를 밝게 하며, 다크서클을 개선한다.

+ 시력을 보호하고, 근시를 예방하고 치료한다.
+ 눈동자가 돌출되는 것을 방지한다.
+ 눈의 피로를 풀고, 두 눈을 밝게 하며, 눈 주위의 피부와 근육의 상태를 개선한다.
+ 장기간 안경을 착용해서 변화한 얼굴형의 윤곽을 아름답게 만든다.

+ 통통한 입술을 만들고 입꼬리를 위로 향하게 한다.
+ 입 주위의 자잘한 주름을 제거하고 근육과 피부의 탄력을 높인다.
+ 돌출된 입을 개선한다.
+ 깨끗하며 또렷한 입술선을 만든다.
+ 얼굴의 표정을 다스리고, 입 주위 피부를 밝히며, 아름답게 웃음 띤 얼굴을 만든다.

+ 입꼬리를 위로 향하게 한다. 얼굴의 표정을 다스리고 입 주위 피부를 밝힌다.
  아름답게 웃음 띤 얼굴을 만든다.
+ 비뚤어진 얼굴을 교정하고 얼굴형을 다듬는다.

+ 입 주위의 자잘한 주름을 제거하고 근육과 피부의 탄력을 높인다.
+ 날렵한 턱선과 아름다운 얼굴 윤곽을 만든다.
+ 깨끗하고 선명한 붉은 입술선을 만들어낸다.

+ 코의 모양과 위치를 바로잡는다.
+ 코의 모공을 축소하고, 근육과 피부의 탄력을 높인다.
  블랙헤드를 없애서 피지의 분비를 줄인다.
+ 콧방울을 봉긋하게 한다.
+ 만성 비염을 예방, 치료하고 뽀루지, 기미, 검버섯 등을 예방한다.
+ 코 부분의 근육과 피부를 부드럽고 탄력 있게 만든다.

+ 비염을 예방하고 치료하며 코 양쪽의 근육과 피부 상태를 좋게 한다.
+ 코의 모공을 축소하고, 근육과 피부의 탄력을 높인다.
+ 블랙헤드를 없애서 피지의 분비를 줄인다. 뽀루지, 기미, 검버섯 등을 예방한다.
+ 코의 모양을 바로잡아 단정한 이미지를 만든다.
+ 예쁜 뺨을 만들어 얼굴 윤곽을 예쁘게 만든다.

+ 모공이 축소된다.
+ 블랙헤드가 사라진다.
+ 어둡던 피부가 윤기 있고 밝아진다.
+ 피부와 근육의 탄력이 좋아진다.
+ 얼굴 윤곽이 입체적으로 바뀐다.
+ 이중턱이 사라진다.
+ 양쪽 뺨이 위로 바짝 올라간다.
+ 아래턱에서 귀까지의 턱선이 뚜렷해진다.

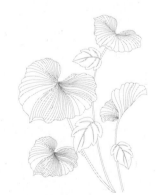

동안미모 만들기
사용설명서

◎ 준비 작업

1. 얼굴과 손을 깨끗하게

　마사지를 시작하기 전에 우선 깨끗하게 세안한다. 얼굴에 오염 물질이 묻어 있는 채로 마사지하면 모공이 막히고, 뾰루지 같은 피부 질환이 생길 수도 있다. 그리고 피부 손상을 막기 위해 손톱을 짧게 깎는다. 손톱깎이와 네일 파일을 사용해서 뾰족한 부분을 정리하고, 양손을 깨끗이 씻는다. 얼굴과 손을 청결히 한 다음에는 스킨이나 보습용 젤을 발라서 피부의 습도를 유지한다.

　얼굴과 손을 씻을 때는 오염 물질을 잘 제거하면서도 부드러운 수제 천연 비누가 좋다. 또 스킨은 복숭아꽃을 증류시켜 만든 수제 스킨이 가장 좋다. 복숭아꽃 스킨은 얼굴 위에 톡톡 두드려 발라 주면 미백과 보습의 두 가지 효과가 있다.

2. 마사지 보조 용품 준비

마사지용 크림, 아로마 오일, 로션, 바셀린 등 윤활 작용을 일으킬 수 있는 것이라면 어떤 것이든 가능하다.

다음은 주로 사용하는 마사지용 아로마 오일이다.

피부와 정신을 모두 맑게	박하나 용뇌향(龍腦香 : 용뇌 나무에서 채취한 무색투명한 향료. 빙편(氷片)이라고도 부른다.)이 들어간 아로마 오일
혈액 순환을 원활하게	홍화(紅花 : 감귤류에 속하는 과실로, 모양이 부처의 손가락을 닮았다고 해서 이렇게 부른다.)가 들어간 아로마 오일
피부를 밝게	불수감(佛手柑), 레몬, 오렌지 꽃이 들어간 아로마 오일
뛰어난 미백 효과	장미, 재스민, 복숭아꽃이 들어간 아로마 오일
뾰루지 제거 효과	차나무, 라벤더가 들어간 아로마 오일. 소염 효과도 있다.

3. 기본 손동작

❶ 누르기

손가락으로 부드럽게 눌러 경근을 흐르는 경기를 자극한다.

❷ 밀기

천천히 손가락으로 누르면서 특정한 방향으로 이동한다. 이때 경수가 흐르는 방향과 경근의 막힌 부분을 느낄 수 있다.

❸ 엄지 두덩과 새끼 두덩으로 문지르기

엄지 두덩은 손바닥에서 엄지손가락 밑의 두툼한 살집, 새끼 두덩은 새끼손가락 밑의 두툼한 살집을 부르는 말이다. 손바닥을 쫙 폈을 때 양쪽에 도드라지는 부분이다. 엄지 두덩과 새끼 두덩으로 문지를 때는 속도를 매우 천천히 하고, 문지르는 곳에 딱딱한 부분이 느껴지면 우선 꾹 눌렀다가 문지른다.

❹ 손바닥 끝으로 누르기

손목 바로 윗부분인 손바닥 끝에 힘을 실어 천천히 누르면서 특정한 방향으로 이동한다. 경근이 제자리를 찾아가는 것을 느낄 수 있다.

❺ 문지르기

경근이 뻗은 방향에 맞추어 오른손은 시계 방향으로, 왼손은 반시계 방향으로 원을 그리며 마사지한다.

4. 마사지 전 워밍업

◉ 바른 자세로 앉기

거울 앞에 앉아서 양 어깨를 수평으로 하고 머리를 바르게 하는 것이 가장 기본적인 자세다. 일상생활에서는 몸의 무게 중심이 한쪽으로 치우친 경우가 많다. 이런 습관은 경추, 흉추(胸椎), 요추(腰椎), 골반에 무리를 주어 그 주변의 근육 조직을 변화시킨다. 이런 상황이 오래 지속되면 얼굴, 목, 배, 허리, 엉덩이, 다리 등의 양쪽 근육이 비대칭으로 변한다. 그래서 잘못된 자세를 교정하여 바른 자세를 유지하는 것이 매우 중요하다.

◎ 해서는 안 되는 일과 해야 하는 일

1. 해서는 안 되는 일 - 성형 수술

본격적으로 경근 마사지를 시작하기 전에 꼭 짚고 넘어갈 점이 있다. 이 책에서 소개하는 마사지법은 누구나 실천할 수 있지만 성형 수술을 한 사람에게는 적합하지 않다는 점이다. 성형 수술을 한 사람이 이 책의 경근 마사지를 한다면 그로 말미암아 발생하는 모든 결과는 스스로 책임져야 한다! 성형 수술을 한 사람은 얼굴의 근육, 경락, 경근, 혈맥이 모두 예상할 수 없는 방향으로 변화했다고 할 수 있다. 그리고 앞으로도 그것들이 어떻게 변화할지, 기(氣)와 혈(血)은 어떤 상황이 될지 예측할 수도 없다. 이 책에서 소개하는 경근의 위치와 그것을 마사지하는 방법은 모두 일반적인 경우를 기준으로 한 것이다. 개개인의 성형 후 상황까지 연구해서 새로운 마사지법을 만들어 낼 수는 없는 노릇이다. 특히 성형 수술로 얼굴에 보충재를 넣은 사람들은 절대 얼굴 마사지를 시도해서는 안 된다. 이러한 보충재는 자극을 받으면 쉽게 감염되거나 그 밖의 다양한 증상을 유발해서 매우 심각한 문제를 일으킬 수 있다!

2. 해야 하는 일

❶ 책에 적힌 방법을 정확히 따라야 한다. 임의로 과정이나 횟수를 더 하거나 빼면 효과가 없을 뿐만 아니라 역효과가 날 수도 있다.

❷ 마사지할 때는 피부의 손상을 막기 위해 반드시 아로마 오일 같은 윤활제를 사용한다.

❸ 피부에 문제가 생겼을 때는 즉시 마사지를 중단한다.

❹ 마사지 후에 감기에 들지 않도록 주의한다.

❺ 마사지는 되도록 부드럽고 가볍게, 그리고 지속적으로 해야 한다.

"한 술에 배부르랴."라는 속담이 있다. 경근 마사지도 마찬가지다. 절대 성급한 마음으로 욕심을 부려서는 안 된다. 이 책에 소개된 방법과 횟수를 정확히 지키는 것이 가장 중요하다. 초기에 효과를 보았다고 해서 기쁜 마음에 욕심을 부려 마사지 횟수를 늘려서는 절대 안 된다. 나는 예전에 얼굴의 뾰루지를 치료하기 위해 하루에도 여러 번 마사지를 한 적이 있다.(구체적인 횟수는 기억나지 않지만, 시간만 나면 거울을 보며 몇 번이고 계속했다.) 그 결과, …… 내 얼굴은 새로 생긴 붉은 색의 작은 뾰루지들로 가득 찼다! 정말로 끔찍했다. 독자들이여, 나의 이 '피와 눈물의 경험'을 잊지 말고 반드시 정확한 마사지법을 지켜 주길 바란다!

◎ 아름다운 얼굴의 비밀

생각해 보자! 우리가 나이 들었을 때 거울 속에 어떤 얼굴이 보일까?

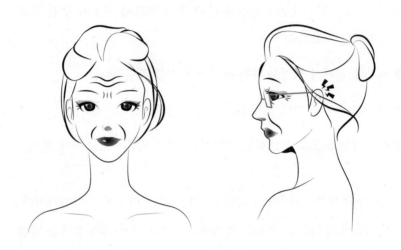

그림의 여성은 온 얼굴에 주름이 가득하다. 이마 주름, 미간 주름, 눈가 주름, 팔자 주름. 게다가 입꼬리는 처지고, 비뚤어진 코에 돋보기까지 얹은 모습이라니…… 정말 끔찍하다!

사실 이 그림은 내가 삽화가에게 모델의 얼굴 사진을 주고 그 위에 세월의 흔적을 더해 달라고 부탁해서 그린 것이다. 이렇게 더해진 요소들이 사라진다면 어떤 얼굴이 될까?

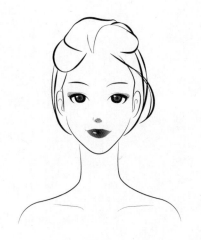
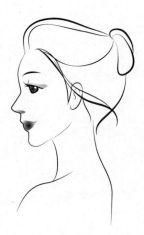

보기 싫었던 얼굴의 원본은 정말 깨끗하고 맑은 얼굴, 그야말로 미인이다. 그녀는 단정하고 정갈하며 사람들의 눈길을 끄는 이미지가 있다.

이제 우리는 경근 마사지라는 신비한 세계에 들어설 것이다. 이를 통해 세월을 거슬러 맑고 가볍던 우리의 얼굴을 되찾자! 아름다운 얼굴을 만들어 보자!

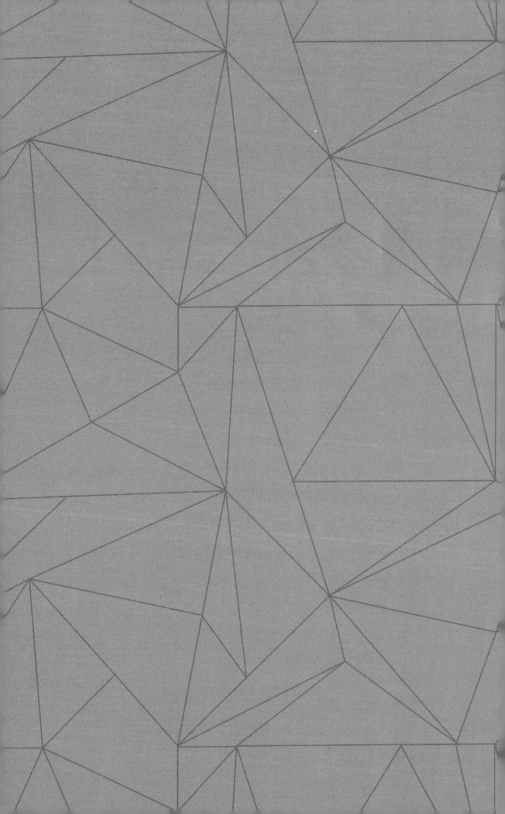

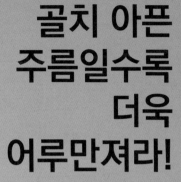

골치 아픈
주름일수록
더욱
어루만져라!

제1편

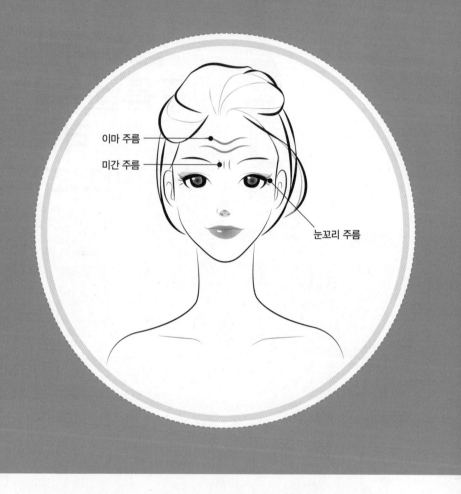

이마 주름

미간 주름

눈꼬리 주름

제1편 | 골치 아픈 주름일수록 더욱 어루만져라!

이마 주름, 미간에 생기는 한 줄,
혹은 내 천(川)자 모양의 주름,
눈꼬리의 주름을 없앤다.

+

이마, 미간, 눈 주위의 피부와 근육을 개선하고,
양 눈썹 사이를 밝게 하며, 둥근 이마를 만든다.

+

눈 주위와 이마의 자잘한 주름을 없애고, 혈액 순환을 돕는다.

+

표정을 다스리고, 눈썹을 찡그리는 정도를 줄인다.
양쪽 광대의 곡선을 올려 주어 얼굴 윤곽을 입체적으로 만든다.

+

좁은 이마는 넓어지고, 처진 눈꺼풀은 바짝 올라가며,
눈두덩의 붓기가 완화된다. 작은 눈은 커지고, 눈동자는 밝게 빛난다.

+

어지럼증을 완화하고, 기억력을 향상시킨다.

+

근시를 예방, 치료한다.

이 편에서는 **이마, 미간, 눈꼬리의 주름**을 다스리는 경근(經筋) 마사지를 소개한다. 그 효과는 다음과 같다.

제1장

이마 주름

- 어지럼증의 시작

> **이 장에서 소개하는 경근 마사지는 다음과 같은 효과가 있다.**

① 이마 주름을 없앤다.

② 이마 피부의 상태를 개선하고, 피부색을 밝힌다.

③ 둥근 이마를 만든다.

④ 좁은 이마를 넓힌다.

⑤ 어지럼증을 완화한다.

⑥ 정신을 또렷하게 하고, 기억력을 향상시킨다.

⑦ 얼굴의 윤곽을 바꾼다.

현대 사회에서는 남녀 구분 없이 누구나 업무와 일상생활에서 큰 스트레스를 받는다. 그러다 보니 자신도 모르게 양미간을 찌푸리게 되는데, 이런 일이 잦아지면 이마에 가로 방향의 주름이 출현한다. 어느 날 당신은 양미간을 찌푸리지 않았는데도 이마에 가로 줄이 사라지지 않는 것을 발견할 것이다. 또 아무리 잘 쉬고 스트레스를 해소하더라도 과도한 업무 탓에 결국 주름은 점점 깊어질 뿐이라는 사실을 알게 될 것이다. 정말 끔찍하다! 아직 젊은데 벌써 노화가 온 것일까? 이제 좋은 날은 다 가고 늙을 날만 남은 것일까? 어쩌다 이 지경이 되었을까?

노화는 마치 음흉하고 잔인한 짐승과 같다. 사람들은 모두 그것을 피하지 못할까 봐 걱정하고, 자신의 얼굴에는 어떠한 세월의 흔적도 출현하지 않기를 바란다. 그리고 이미 출현했다면 제발 그것이 사라지기를 간절히 바란다. 적을 무찌르려면 우선 적의 상황을 정확히 파악해야 한다. 그렇게 해야만 '큰 힘 들이지 않고 웃고 즐기면서' 우리의 적인 주름을 없앨 수 있다.

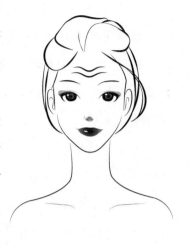

이름에서도 알 수 있듯이 '이마 주름'은 이마에 가로 방향으로 생기는 깊은 주름이다. 이 주름은 눈썹을 치켜 올릴 때 더욱 두드러지는데, 심한 경우는 깊은 골이 패이거나 세 줄이 넘게 생기기도 한다. 이마에 주름이 생기는 원인은 과학적으로 다음과 같이 증명되었다. 첫째, 체내의 수분 부족이다. 고열, 구토, 설사 등을 겪으면 체내의 수분이 대량으로 빠져나가서 탈수 증상이 일어난다. 이로 말미암아 피부의 장력(張力)이 감소하고 탄력이 떨어지면서 주름이 생기는 것이다. 둘째, 영양 부족이다. 필요한 영양이 공급되지 않으면 살이 빠지면서 피하 지방이 크게 줄어든다. 곧이어 피부가 푹 꺼지고 건조해지며, 각질이 발생하면서 거칠어지고 늘어진다. 그러면서 이마에도 주름이 생기는 것이다. 셋째 원인은 자신도 모르게 손으로 이마를 문지르거나 눈살을 찌푸리는 등의 안 좋은 습관이다. 손으로 이마를 문지르는 일이 계속되면 피부가 늘어지기 마련이다. 게다가 눈살마저 찌푸린다면 이마의 주름은 더욱 깊어질 것이다. 넷째 원인은 태양이다. 강렬한 햇빛은 피부의 수분을 대량으로 빼앗아가고, 건조해진 피부에 탄력이 떨어지면서 주름이 생긴다. 하지만 현대인이 햇볕을 완벽하게 피하거나 환경 속의 각종 바이러스를 철저하게 차단하는 일은 불가능하다. 또 눈살을 찌푸리지 않을 수도 없을 것이다.

유명한 스타든 평범한 사람이든, 부유한 사람이든 가난한 사람이든, 노인이든 젊은이든 할 것 없이 주름을 유발하는 상황은 일상생활에 시시각각 존재한다. 그런데 조금만 주의 깊게 관찰해 보면 생활환경이나 신체 조건이 비슷해도 이마의 주름 상황은 전혀 다르다는 것을 발견할 수 있다. 어째서일까?

앞서 이야기한 네 가지 원인은 모두 외재적인 것이다. 이제 가장 중요한 다섯 번째 원인, 즉 우리 내부의 원인인 자기 요인을 살펴보아야 한다!

우리의 몸에는 힘줄 및 뼈마디에 연계되는 경맥인 '경근'이 분포해 있다. 이마는 그 중에서 족태양경근(足太陽經筋)이 순환하는 부분이다. 이 경근의 어느 한 부분이 막히면 즉각 이마의 피부가 '두터워지는' 현상이 발생한다. 이 부분을 손가락으로 눌러 보면 도톰한 느낌이 들 것이다. 또 양미간에서 정수리를 향해 손가락으로 죽 밀어 올려 보면 무언가 '가로막는 듯한' 느낌이 들 것이다. 바로 눈썹 위와 머리카락이 난 곳 사이의 피부가 불룩 솟은 것이다. 이것이 중의학에서 말하는 기체, 즉 기의 운행이 순조롭지 못해서 어느 한 곳에 정체되어 막히는 병리 현상이다. 기체가 발생하면 경근과 경맥 속의 경수가 제대로 흐르지 않는다. 초기에는 막힌 부분을 손가락으로 눌러 보았을 때 도톰한 느낌이

든다. 그러나 이런 상황이 오래 지속되면 경근에 영양분이 공급되지 않고 혈맥이 잘 통하지 않아서 이 '가로막는 듯한' 부분마저 점차 사라진다. 이렇게 피부는 탄력을 잃고 잔주름이 생기다가 서서히 이마 주름까지 형성된다. 그뿐만 아니라 머리 부분의 양경(陽經 : 팔다리 바깥쪽과 몸 뒷면에 분포하는 경맥)과 양기(陽氣)가 뇌에서 막히면 맑고 가벼우며 깨끗한 청양기(淸陽氣)가 머리까지 전달되지 못한다. 그러면 뇌수(腦髓)에 공급되는 영양이 부족해져서 어지럼증을 일으키기도 한다.

이마 주름의 원인을 파악했으니 우리는 이제 이 몹쓸 것을 사라지게 할 방법을 찾아야 한다! 시중에는 이미 이와 관련된 수많은 상품이 나와 있다. 대부분이 지방 흡입 수술, 레이저 시술, 주름 제거 시술, 그리고 온갖 미사여구를 단 미용 약품, 주름 개선 마스크, 피부 보호제 등이다. 이 중에서 비용이 가장 많이 드는 것은 미용 목적의 수술과 시술이다. 이 방법은 즉각적인 효과가 있지만, 시간이 흐르면 결국 다시 주름이 생긴다는 단점이 있다. 물론 재수술을 할 수도 있지만 그 효과는 첫 번째 수술만큼 좋지 않다. 이 밖에 각종 미용 약품과 용품은 사용 후에 효과가 확연히 드러나지 않으며 그저 돈만 날리는 경우가 허다하다. 주목해라! 이제부터 본격적으로 얼굴 위의 골칫거리를 손가락만으로 어떻게 해결하는지 이야기할 것이다. 그리고 안심해라! 이 책을 샀다면 더 이상 다른 비용을 들일 필요가 없다. 이 책은 많은 사람에게 오로지 자신의 두 손만을 사용해서 아름다워지는 방법을 알려 주고자 썼기 때문이다. 절대 돈을 들여서 아름다워지는 것이 아니다!

자! 이제 마음을 편히 하고 다음으로 넘어가 보자!

◎ step 01. 상태 진단하기

가장 먼저 할 일은 자신의 상태를 정확하게 파악하는 것이다. 거울을 보면서 앞머리를 쓸어 올려 이마를 드러내 보자. 아무런 표정을 짓지 않은 채로 1분 동안 관찰하고, 아래의 세 가지 질문에 대답해 보라.

A. 아무런 표정을 짓지 않은 채 중지와 검지로 두 눈썹 사이에서부터 위를 향해 머리카락이 난 곳까지 밀어 올려 보자. 피부가 불룩 솟은 느낌, 또는 무언가 가로막힌 것 같은 느낌이 있는가? 또 이 부분을 눌러 보았을 때 도톰한 느낌이 있는가?

B. 눈썹을 찡그렸을 때 이마에 가로줄이 뚜렷이 보이는가?

C. 표정을 짓지 않았을 때 이마에 가로줄이 드러나는가?

질문 A에 대한 당신의 대답이 'No'라면, 축하한다! 당신은 아직 이마 주름이 생기지 않았다. 앞으로도 아래에 소개한 경근 마사지를 꾸준히 실천한다면 지금의 아름다운 이마를 잘 유지할 수 있을 것이다.

질문 A에 대한 당신의 대답이 'Yes'라면, 당신은 이마 주름 출현의 전조가 보이는 사람이다. 그러므로 예방에 주력해야 한다.

질문 A와 B에 대한 당신의 대답이 'Yes'라면, 조심해라! 멀지 않은 장래에 당신의 이마에 주름이 출현할 가능성이 다분하다.

질문 A, B, C에 대한 당신의 대답이 모두 'Yes'라면, 안타깝지만 당신은 이미 이마 주름이 출현한 상태다.

◎ step 02. 막힌 부분 찾아내기

❶ 질문 A의 대답이 'Yes'인 사람은 가장 경미한 상태로, 12경근(모든 경근 중 기본이 되는 열두 가지 경근) 중 하나인 족양명경근(足陽明經筋)의 머리 부분이 막히기 시작한 것이다. 그러므로 이 경근에서 막힌 부분을 찾아야 한다.

❷ 질문 A와 B의 대답이 모두 'Yes'인 사람은 족양명경근뿐만 아니라 독맥(督脈 : 머리와 목, 등 뒤의 한가운데에서 위아래로 운행하는 경맥이다.)의 머리를 지나는 부분도 막힌 것이다.

❸ 질문 A, B, C에 대한 대답이 모두 'Yes'인 사람은 족양명경근, 독맥, 그리고 임맥(任脈 : 아래 입술 부터 가슴과 복부를 지나 생식기까지 운행하는 경맥이다.)의 머리를 지나는 곳 모두에 막힌 부분이 출현한 상태다.

위의 세 가지 상황은 이마 주름의 심각도에 따라, 그리고 나이가 들면서 나타나는 순서에 따라 나열한 것이다. 이쯤에서 한 가지 짚고 넘어갈 점이 있다. 자신은 '날 때부터' 이마 주름이 있다고 말하는 사람이 종종 있다. 하지만 일곱 살 이전에 찍은 사진을 보라. 사진 속 자신에게 이마 주름이 없다면, 이마 주름은 절대 '날 때부터' 있던 것이 아니다! 이마 주름은 몸 안의 경기와 경수의 운행에 문제가 생겨서 발생하는 것이다. 경기와 경수의 운행에 문제가 생기면 경근에 영양분이 공급되지 못한다. 그러면 경근은 원래 있어야 할 위치에서 벗어난다. 이것이 바로 우리가 보통 근육이 '늘어났다'거나 '빠졌다'고 말하는 상황이다. 그래서 대부분의 이마 주름은 치료할 수 있다. 특히 step1의 질문 A와 B의 단계에 해당하는 아직 잠재적인 이마 주름이라면 더욱 그러하다. 다음에 소개하는 경근 마사지를 꾸준히 실행한다면 짧은 시간 안에 해결될 수 있을 것이다.

◎ step 03. 경근과 경맥 마사지하기

1. 준비 작업

❶ 거울을 보면서 아무런 표정을 짓지 않았을 때 이마의 피부가 어떠한지 관찰한다. 주름의 선이 명확한지, 피부가 불룩 솟은 부분의 위치와 솟은 정도는 어떠한지, 피부에 윤기가 있는지 등을 살피면 된다.

❷ 피부의 손상을 예방하기 위해 윤활 작용을 하는 마사지 크림이나 로션을 소량 바른다.

2. 마사지 부위, 방향 및 순서

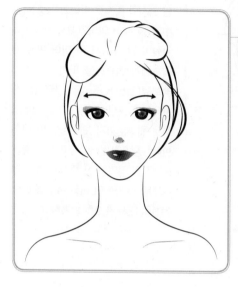

1. 눈썹 누르기

양 엄지로 눈썹 머리부터 꼬리까지, 이어서 태양혈(太陽穴), 즉 관자놀이를 지나 머리카락이 난 곳까지 누르며 이동한다.
총 6회 반복.

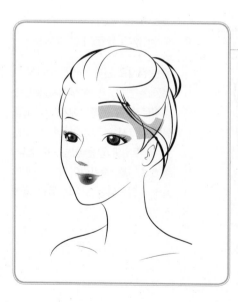

2. 미릉근 누르기

미릉근(眉稜筋)은 눈썹의 바로 윗부분에 있는 근육으로, 평소에는 겉으로 드러나지 않는다. 그러나 족태양경근이 막히면 눈썹 윗부분이 불룩하게 솟는 것이 보이는데 이것이 바로 미릉근이다. 양 엄지로 눈썹 머리의 윗부분에서 눈썹 꼬리의 윗부분까지, 이어서 태양혈을 지나 머리카락이 난 곳까지 누르며 이동한다. 미릉근이 보이지 않는 사람은 총 6회 반복, 미릉근이 보이는 사람은 총 9회 반복한다.

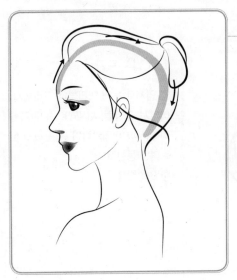

3. 독맥 누르기

양 검지와 중지로 이마의 정중선(正中線)을 따라 양미간에서부터 머리카락이 난 곳까지 죽 밀어 올린다. 계속해서 정중선을 따라 정수리의 백회혈(百會穴)을 지나 뒤통수 가운데에 돌출된 부분, 그리고 척추의 바로 윗부분까지 모두 누르며 이동한다. 총 6회 반복. 두피에 통증이 느껴지면 경기가 잘 통하지 않는 것이므로, 손가락의 이동 속도를 매우 천천히 해서 총 9회 반복한다.

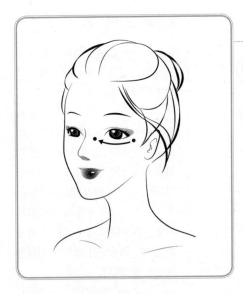

4. 눈 주위 누르기

왼손 검지로 왼쪽 눈언저리 바깥 부분을 누른다. 이 상태에서 오른손 검지로 왼쪽 눈꼬리에서부터 코를 향해 지그시 누르며 이동한다. 오른쪽 눈 주위도 같은 방법으로 한다. 총 6회 반복. 손가락이 부드럽게 이동하지 않는다는 느낌이 들면 총 9회 반복한다.

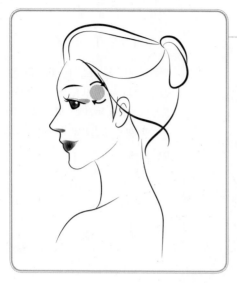

5. 태양혈 문지르기

태양혈은 어느 한 지점이 아니고 구역이다. 일반적으로 귓바퀴의 앞부분, 이마의 양쪽 끝, 눈꼬리를 연장한 선의 윗부분, 그리고 눈썹이 끝나는 곳의 움푹 들어가는 곳을 모두 아우른다. 다시 말해 관자놀이와 그 주변이다. 태양혈의 움푹 들어간 곳 주위를 양 엄지에 힘을 주어 앞에서 뒤로 원을 그리며 문지른다. 총 12회 반복.

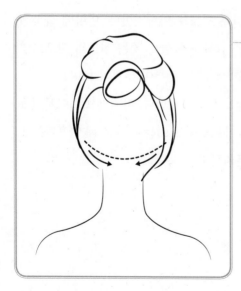

6. 외후두융기 누르기

외후두융기는 뒤통수 가운데에 가로 방향으로 돌출된 부분이다. 양 엄지로 귀 뒤의 높은 뼈인 유돌(乳突)에서 시작해 외후두융기를 따라 가로 방향으로 부드럽게 누르며 이동한다. 총 6회 반복.

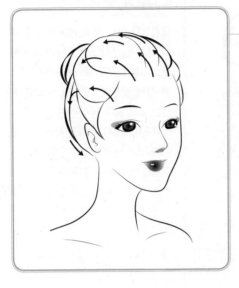

7. 두피 누르기

머리의 경근을 다스리는 마무리 동작은 두피 누르기다. 열 손가락을 모두 쫙 펴서 눈썹에서부터 외후두융기를 향해 눌러가며 이동한다. 총 6회 반복.

3. 마사지 강도

각자의 상태에 따라 각기 다른 강도로 마사지한다. 이마에 불룩 솟은 부분이 있는 사람은 그곳을 납작하게 눌러 주는 정도의 힘으로 한다. 또 눈썹을 찡그렸을 때 이마에 가로 주름이 뚜렷이 보이는 사람이라면 살짝 아픈 느낌이 드는 정도로 마사지한다. 마지막으로 아무런 표정을 짓지 않았는데도 이마에 가로줄이 보이는 사람은 꽤 아프다는 느낌이 드는 정도로 누르거나 문지른다.

4. 마사지 횟수

step1의 질문 A에 대한 대답이 'Yes'인 사람은 매주 한 번씩 마사지 한다. 만약 피로나 수면 부족 탓에 그 '막힌' 느낌이 심해진 것 같으면 이틀 걸러 한 번꼴로 한다. 질문 B에 대한 대답이 'Yes'인 사람은 이틀 걸러 한 번꼴로 한다. 만약 피로나 수면 부족 탓에 주름이 더 뚜렷해진 것 같으면 하루걸러 한 번씩 마사지한다. 질문 C에 대한 대답이 'Yes'인 사람은 하루걸러 한 번씩 마사지한다.

이 마사지를 계속하면 당신의 이마 주름은 틀림없이 차츰 완화될 것이다. 모두 각자의 상황에 맞춰 정확한 강도와 횟수로 꾸준히 실행해 보자.

◎ step 04. 변화된 모습 관찰하기

이제 자신감을 얻을 수 있는 단계에까지 왔다. 앞으로 각 장에서 모두 이 단계를 거친다면 아마도 이젠 마사지를 멈출 수 없을 것이다.

거울을 보면서 얼굴을 자세히 관찰한다. 이마의 주름이 옅어졌는지, 불룩 솟은 부분이 가라앉았는지, 또 이마의 피부에 윤기가 있는지……

앞서 설명한 마사지 방법을 몇 주에 걸쳐 꾸준히 했다면 아마 이마의 주름이 옅어지고, 불룩 솟은 부분도 편평해진 점을 깨달을 것이다. 또 이마가 틀림없이 밝게 빛나고 있을 것이다!

이마 주름은 건강 상태가 나빠지고 있다는 신호이기도 하다. 이마 주름에 관한 내용을 첫 장으로 다룬 것은 이마 주름이 잠재적인 사람이 많기 때문이다. 그중에는 심지어 십 대나 이십 대도 있다. 성수리는 모든 양기가 모이는 곳으로 여섯 개의 양경, 독맥, 그리고 12경맥 중 하나인 족궐음간경(足厥陰肝經)이 모두 이곳에서 만난다. 이마에 주름이 출현했거나 막힌 느낌이 든다는 것은 정수리에 양기가 통하지 않는다는 의미다. 손가락으로 정수리를 눌러 보면 툭 튀어 나온 부분과 함께 은근한 통증이 느껴질 것이다. 중의학(中醫學)에서는 이렇게 양기가 통하지 않는 상황이 오래되면 뇌수에 영양이 공급되지 않고 그 결과 어지럼증, 멍함, 기억력 감퇴 등이 생긴다고 본다. 다시 말해 사람이 점차 '바보 같아지는' 것이다. 특히 십 대 청소년, 이십 대 청년들은 공부에 집중해서 매일 많은 양의 지식을 머릿속에 넣어야 한다. 또 이때는 입시 같은 인생의 중요한 분기점을 준비하고 도전해야 하는 시기다. 이런 때에 '바보 같아지는' 상태를 마냥 내버려 둘 수는 없는 일이다. 그래서 젊은 사람일수록 더욱 머리의 건강에 신경 써야 한다!

> **이 장에서 소개하는 경근 마사지는 다음과 같은 효과가 있다.**
>
> ① 미간에 생기는 한 줄 혹은 내 천(川) 자 모양의 주름을 없앤다.
>
> ② 미간의 피부 상태를 개선하고, 인당(印堂)을 밝게 한다.
>
> ③ 표정을 다스리고, 눈썹을 찡그리는 정도를 줄인다.
>
> ④ 정신을 맑게 하고, 어지럼증을 완화시킨다.
>
> ⑤ 기억력을 향상시킨다.
>
> ⑥ 미간을 펴서 운세를 좋게 한다.

어느 날 한 후배가 나에게 말했다. "선배는 정말 좋은 사람이었군요! 우리 동기들은 다들 선배의 성격이 무척 안 좋을 거라고 생각했는데 말이에요!" 이 말을 듣고 나는 거의 놀라 자빠질 뻔했다. 세상에나! 나는 의사다. 병원에서는 꽤 친절하고 자상하다는 평을 듣고 있다. 실제로 내 환자들 역시 한 번도 불만을 내비친 적이 없다. 이미 육체적으로 괴로운 상태인 환자들을 대하면서 나는 최대한 친절하게 행동하고 있다. 아무리 까다로운 환자라 할지라도 언제나 미소를 지으며 참을성 있게 응대했다고 자신한다. 그런데 이게……, 대체 이게 무슨 말인가? 나는 당혹스러움을 감추지 못했고, 이런 내 모습을 본 후배는 다급하게 말을 이었다. "저기, 아마 선배가 항상 눈썹을 찡그리고 있어서 그럴 거예요. 사실은 이렇게 좋은 분인데……." 뭐? 눈썹을 찡그린다고? 내가 언제? 그날 집에 돌아와서 나는 가장 먼저 거울부터 보았다. 그리고 그제야 깨달았다. 내가 자연스러운 표정을 짓고 있다고 여길 때 사실 내 눈썹은 살짝 찡그려져 있다는 것을 말이다. 거울 속의 나는 뭔가 복잡한 일이 있거나 매우 우울해 보였다. 여기에 아주 희미하게 표정을 지어 보니 미간에 한 줄짜리 주름이 뚜렷이 드러났다. 이때의 나는 무척 화가 났거나, 성격이 아주 고약한 사람처럼 보였다! 그 보기 싫은 얼굴이라니! 그러니까 그동안 모두 나를 오해하고 있었던 것이다. 내가 아무리 친절한 사람이 되려고 해도 결국 나를 '나쁜 사람'으로 봤던 보았다니……. 정말 속상했다.

마오쩌둥(毛澤東)은 이렇게 말했다. "전략에서는 적을 얕보되, 전술에서는 적을 신중히 대하라!" 우리는 절대 적을 두려워해서는 안 된다. 우리가 해야 할 일은 반드시 적을 무찌를 수 있다고 믿는 동시에 적을 정확하게 인지하고 그에 알맞은 전술을 짜서 격퇴하는 것이다. 그러니 우선 이 '미간 주름'이라는 것이 대체 무엇인지 알아보자!

미간 주름은 양 눈썹 사이에 생기는 주름으로, 자연스러운 표정 주름이다. 나이가 들면 눈썹 주름근과 눈살근이 수축되면서 탄력 섬유가 끊어진다. 그러면 피부 표면에 잔주름이 생기다가 결국 양미간에 꽤 깊은 주름 골이 형성된다. 미간 주름은 그 형태가 '내 천(川)' 자와 비슷해서 '내천 주름'이라고 부르기도 한다. 이 주름이 있는 사람은 언제나 걱정거리가 있는 것처럼 보이고, 친근감이 느껴지지 않는다.

끔찍한 일이다! 이 몹쓸 것이 얼굴에 출현하도록 내버려 둘 수는 없으니 우리는 그 싹부터 잘라 없애야 한다! 천사처럼 온화하고 친근하며 더불어 지적인 아름다움까지 지니려면 반드시 아름답고 팽팽한 이마를 열심히 가꾸어야 한다!

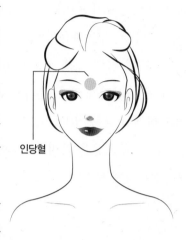

인당혈

미간 주름은 출현과 동시에 우울함, 고뇌, 분노, 번민 같은 이미지를 만들어 낸다. 무엇보다 제일 큰 문제는 나이가 들어 보이게 한다는 점이다. 아직 젊은 내 얼굴에 벌써 세월의 흔적을 남길 수는 없지 않겠는가?

앞에서 설명했듯이 미간 주름은 세월의 흔적인 동시에 눈썹을 찡그리는 습관, 뇌에 대한 혈액의 공급 부족과도 큰 관련이 있다. 책상 앞에 앉아 일하는 현대인은 대부분 뇌에 혈액 공급이 원활하지 않다. 게다가 일상생활의 다방면에서 각종 스트레스를 받는 탓에 눈썹을 찡그리지 않을 수도 없다. 그래서 이 두 가지 원인을 완전히 없애는 것은 사실상 불가능하다. 그렇다면 정말 방법이 없는 것일까? 중의학에서는 미간 주름이 앞서 말한 원인 외에도 독맥, 족태양경근 및 비장과 위의 상태와 관련이 있다고 본다. 양 눈썹 사이, 즉 미간의 피부는 원래 아주 얇다. 하지만 몇 가지 원인, 예를 들어 장기간의 수면 부족, 피로 과다, 목뼈 이상 등이 인당(印堂)에서 경기의 운행을 방해한다. 인당이란 양 눈썹을 연결한 선과 이마의 정중선이 교차하는 지점을 말한다. 사실 기체

현상으로만 보자면 이마 주름이 더욱 심각하지만, 표정과 이미지에 미치는 영향은 미간 주름이 더 크다. 앞서 설명한 원인인 수면 부족, 피로 과다, 목뼈 이상, 눈썹 찡그리기는 피할 수 없다고 하더라도 우리에게는 경근 마사지가 있다. 우리는 경근 마사지를 통해 '울퉁불퉁한 땅'을 평평하게 고를 수 있다.

자! 이제 거울을 준비하고, 똑바로 앉아서 '땅을 평평하게 하는 공사'를 시작해 보자!

◎ step 01. 상태 진단하기

가장 먼저 할 일은 자신의 상태를 정확하게 파악하는 것이다. 거울을 보면서 앞머리를 쓸어 올려 이마를 드러내 보자. 아무런 표정을 짓지 않은 채 1분 동안 관찰하고, 아래의 세 가지 질문에 대답해 보라.

A. 아무런 표정을 짓지 않은 채 중지와 검지로 양미간을 눌렀을 때 피부가 도톰하다는 느낌이 드는가? 이 부분의 피부는 머리뼈와 직접 닿아 있는데 밀착도가 높을수록 피부 상태도 좋다. 만약 도톰한 느낌이 든다면 위를 향해 머리카락이 난 곳까지 죽 밀어 올려 보자! 그러면서 피부가 불룩 솟은 곳이 있는지 확인해 보라.

B. 눈썹을 찡그렸을 때 양미간에 세로 방향의 주름이 뚜렷이 드러나는가?

C. 표정을 짓지 않았을 때 양미간에 세로 방향 주름이 뚜렷이 드러
　나는가?

　질문 A에 대한 당신의 대답이 'No'라면, 당신은 아직 미간 주름이
없다. 앞으로도 아래에 소개한 경근 마사지를 꾸준히 실천해서 지금의
아름다운 이마를 잘 유지하기 바란다.
　질문 A에 대한 당신의 대답이 'Yes'라면, 당신은 독맥에 '막힘'의 전
조가 보이는 사람이다. 그러므로 미간 주름의 예방에 주력해야 한다.
　질문 A와 B에 대한 당신의 대답이 'Yes'라면, 이는 미간에 주름이
생기기 시작했으며, 독맥이 이미 막히고 있다는 의미다.
　질문 A, B, C에 대한 당신의 대답이 모두 'Yes'라면, 안타깝지만 당
신은 이미 미간 주름이 출현한 상태다.

◎ step 02. 막힌 부분 찾아내기

❶ 질문 A의 대답이 'Yes'인 사람은 족태양경근의 운행이 원활하지
　않다. 그중에서도 양미간부터 콧대까지 막힌 상태인데, 이는 보
　통 젊은 사람에게 주로 보이는 증상이다.

❷ 질문 A와 B의 대답이 모두 'Yes'인 사람은 족태양경근뿐만 아
　니라 독맥의 머리를 지나는 부분도 막힌 것이다. 이런 사람은
　족태양경근 중 이마의 정중선을 지나는 부분에 그 징후가 보일
　것이다.

❸ 질문 A, B, C에 대한 대답이 모두 'Yes'인 사람은 족태양경근과 독맥이 막혔을 뿐만 아니라 소양(少陽), 양명(陽明), 태양(太陽)의 기(氣)가 충분하지 않다. 이는 보통 나이가 많은 사람에게 흔히 보이는 증상이다.

위의 세 가지 상황은 이마 주름의 심각도에 따라 나열한 것이다. 첫 번째와 세 번째는 나이의 영향이 크지만, 두 번째 상황은 모든 연령대에서 나타난다. 만약 젊은 사람이 그러하다면, 머리의 경근이 막혀서 기혈(氣血)이 잘 공급되지 않는 것이다. 이는 신체 기능의 저하를 예고하므로 건강에 더욱 유의해야 한다. 상대적으로 두 번째 상황은 나이가 든 사람에게는 오히려 정상적인 상황이라고 할 수 있다. 다음에 소개된 경근 마사지를 꾸준히 실천하고 영양을 보충하면 주름이 느는 것을 막을 수 있으며, 나아가 가벼운 미간 주름이라면 옅어지게 할 수도 있다.

◎ step 03. 경근과 경맥 마사지하기

1. 준비 작업

❶ 거울을 보면서 아무런 표정을 짓지 않았을 때 양미간의 피부가 어떠한지 관찰한다. 주름의 선이 명확한지, 피부가 불룩 솟은 부분의 위치와 솟은 정도는 어떠한지, 피부에 윤기가 있는지, 피부색은 어떠한지 등을 살피면 된다.

❷ 피부의 손상을 예방하기 위해 윤활 작용을 하는 마사지 크림이나 로션을 소량 바른다.

2. 마사지 부위, 방향 및 순서

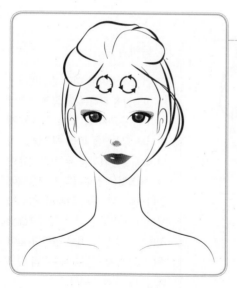

1. 이마 문지르기

양 검지를 양미간과 머리카락이 난 곳 사이의 중간 지점에 대고, 안에서 바깥 방향으로 둥글게 원을 그리면서 누르며 문지른다. 조금 아프다 싶을 정도로 하는 것이 좋다. 약 1~3분 정도 계속한다.

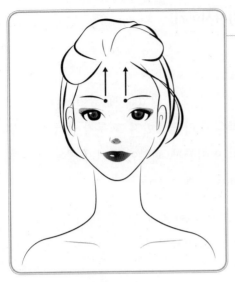

2. 눈썹 머리 누르기

양 검지로 양쪽 눈썹 머리에서 위로 머리카락이 난 곳까지 죽 밀어 올린다. 총 9회 반복. 막힌 것 같은 느낌이 들면 총 12회 반복한다.

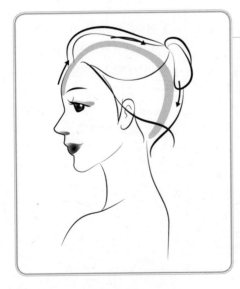

3. 독맥 누르기

양 검지와 중지로 이마 중간에서부터 정중선을 따라 위를 향해 머리카락이 난 곳까지 죽 밀어 올린다. 계속해서 정중선을 따라 백회혈을 지나 외후두융기까지 누르며 이동한다. 백회혈은 정수리의 한가운데에 있다. 총 9회 반복. 마사지 돌을 사용해서 눌러도 된다. 1분에 1㎝를 이동하는 정도로 매우 천천히 밀어준다. 이 마사지법은 정수리의 탈모 예방에도 효과가 있다.

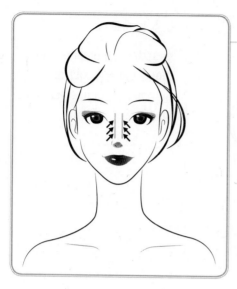

4. 비근 꼬집기

비근(鼻筋)은 콧부리부터 코끝까지의 콧대 양측에 있는 근육을 말한다. 오른손 엄지와 검지로 콧부리와 두 눈 안쪽의 움푹 들어간 곳에서부터 코끝을 향해 꼬집으며 내려온다. 총 12회 반복. 비염이 있는 사람은 총 30회 반복한다.

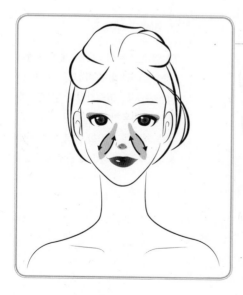

5. 비순근 누르기

비순근(鼻脣筋)은 그림에서처럼 팔자 주름과 평행인 근육이다. 양 검지로 콧부리와 두 눈 안쪽의 움푹 들어간 곳에서부터 양 콧방울을 향해 지창혈(地倉穴)까지 누르며 내려온다. 지창혈은 입꼬리 가까이에 있으며, 위로 연장했을 때 눈동자에 이르는 지점에 있다. 비순근을 따라 위아래로 총 20~30회 반복한다.

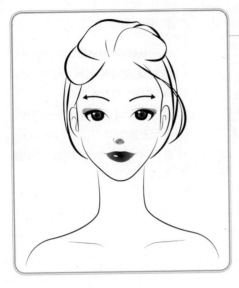

6. 눈썹 누르기

양 엄지로 눈썹 머리부터 꼬리까지, 이어서 태양혈을 지나 머리카락이 난 곳까지 누르며 이동한다. 총 6회 반복.

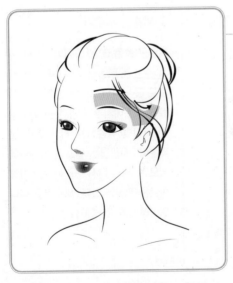

7. 미릉근 누르기

양 엄지로 눈썹 머리의 윗부분에서 눈썹 꼬리의 윗부분까지, 이어서 태양혈을 지나 머리카락이 난 곳까지 누르며 이동한다. 미릉근이 보이지 않는 사람은 총 6회 반복, 미릉근이 보이는 사람은 총 9회 반복한다.

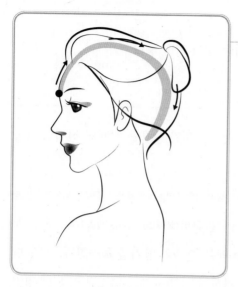

8. 인당 문지르기

오른손 검지와 중지로 인당을 30
~50회 정도 부드럽게 문지른다. 이
어서 정중선을 따라 위를 향해 외후
두융기까지 죽 누르며 이동한다. 총
6~9회 반복.

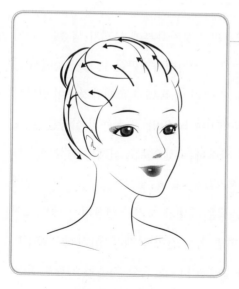

9. 두피 누르기

열 손가락을 모두 쫙 펴서 눈썹에서
부터 위를 향해 외후두융기까지 누
르면서 이동한다. 총 6회 반복.

3. 마사지 강도

아픈 느낌이 드는 정도로 하는 것이 가장 좋다.

TIP

독맥에 있고 족태양경근에 속하는 미간 주름을 살피면 신체의 이상
징후를 감지할 수 있다!

기경팔맥(氣經八脉 : 12경맥 외에 고유한 경혈이 있는 독맥과 임맥, 고유한 경혈이 없는 충
맥(衝脈), 대맥(帶脈), 양교맥(陽蹻脈), 음교맥(陰蹻脈), 양유맥(陽維脈), 음유맥(
陰維脈)을 말한다.) 중 하나인 독맥은 신체의 양기를 통솔한다. 또한 다
른 경맥들이 모두 이곳에서 교차하며, 오장육부와 연결되고, 뇌에 영양
을 공급하는 등 매우 중요한 역할을 하는 경맥이다. 그래서 독맥을 살
피면 체내의 양기가 잘 운행되는지, 뇌에 영양이 잘 공급되는지 등을
알 수 있다.

인당혈은 독맥의 중요한 혈자리로 오장육부에 문제가 생겼을 때 가
장 민감하게 반응하는 곳이다. 그리고 족태양경근은 12경근 중에서 양
기가 가장 충만하다. 미간 주름은 마침 이 독맥과 족태양경근이 만나는
지점에 있어서 체내의 양기 운행이나 뇌 영양 공급 등의 상황을 잘 보
여 준다. 인당의 색을 자세히 관찰하는 것으로도 신체의 이상 징후를
감지할 수 있다. 예를 들어 붉은색(검붉은 색, 자줏빛 붉은색 모두 포함)은 체내에
열이 많은 것을 나타내고, 검은색은 체내가 차거나 신장의 이상을 보여
주는 것이다. 만약 푸른색을 띠면 이는 간에 문제가 생겼다는 뜻이며,
어두운 노란색이라면 체내가 습중(濕重), 즉 습한 기운이 있다는 의미

다.(피지 분비가 많은 사람은 뜨겁고 습하며, 피지 분비가 많지 않고 색이 더 어두운 사람은 차고 습하다.)

여기서는 독맥 중 머리를 지나는 부분에 대해서만 설명했지만, 이 내용만으로도 독맥 전체의 운행을 이해하는 데 도움이 될 것이다. 만약 인당의 색을 통해 건강 상태를 판단할 수 있고 알맞은 경근 마사지법까지 익힌다면, 미용적으로 더 뛰어난 개선 효과를 얻을 수 있을 것이다.

관상학으로 본 미간 주름

미간 주름은 다른 주름과 달리 '원래부터' 있는 사람도 있다. 이런 사람은 미간에 세로 방향의 한 줄짜리 주름이 있는데, 이것을 현침문(懸針紋)이라고 부른다. 관상학적으로 봤을 때, 이 주름이 뚜렷한 사람은 중년에 생명의 위험을 겪을 가능성이 크다. 물론 현침문이 있는 사람이 모두 그러한 것은 아니니 너무 걱정할 필요는 없다. 일반적으로 이 주름이 있는 사람은 다음과 같은 성격이 있다고 여겨진다. 첫째, 고집스럽고 융통성이 없다. 또 항상 계략을 세우고, 생트집을 잡거나, 의심이 많다. 언제나 자신은 잘못이 없고 다른 사람이 자신에게 잘못했다고 생각한다. 이런 사람은 타인과 갈등을 빚었을 때 반드시 보복하려는 타입이다. 둘째, 생각과 걱정이 많고 마음을 터놓지 못한다. 언제나 노심초사하는가 하면 종종 강한 개성을 바탕으로 독단적인 행동을 하기도 한다. 이런 사람은 일단 목표를 정하면 오로지 그것만을 바라보고 달려간다. 이렇게 목표에 집착해서 쉬지 않고 노력하기 때문에 성공률은 꽤 높은 편이다. 또 크게 성공한 삶을 살다가 나락으로 떨어지는 경우도 많다. 셋째, 부부 사이가 원만하지 않다. 현침문이 있는 남녀는 기본적으로 결혼 생활에 최선을 다한다. 하지만 뜻이 맞지 않아서 발생하는 갈등이 점차 쌓이면서 결혼 생활에 문제가 생기는 경우가 많다.

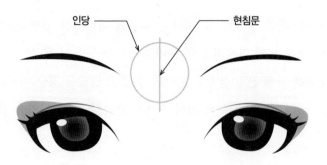

인당　　　　　　　　현침문

이러한 관상학적인 분석은 병리학과도 연계해서 이해할 수 있다. 미간 주름이 생기는 사람은 대부분 스트레스를 많이 받는다. 스트레스를 받으면 간울(肝鬱), 즉 간의 기가 뭉치는 현상이 발생한다. 또 쉽게 화를 내고, 비장과 위의 기능이 떨어진다. 간울은 불같은 성격을 형성하게 하고 비장과 위의 이상은 생각과 걱정이 많은 성격을 초래한다. 또한 거꾸로 성격이 불같으면 간울이 잘 발생하고, 생각과 걱정이 많으면 비장과 위에 이상이 생기기도 한다. 이러한 악순환이 계속되는 사람은 신중하고 의지가 강한 반면에 고집스럽고 불같은 성격, 의심이 많고 과격하다는 단점도 있다. 이런 사람은 당연히 부부 사이도 원만하기 어려울 것이다. 정리하자면, 현침문이 있는 사람은 성격이 과감하지만 쉽게 화를 낸다. 또 간울이 있고, 비장, 위가 좋지 않으며, 수면과 소화 기능에 문제가 발생하기 쉽다.

제3장
눈꼬리 주름
– 눈 모양을 망치는 치명적인 무기

이 장에서 소개하는 경근 마사지는 다음과 같은 효과가 있다.

① 눈꼬리 주름을 없애고, 눈 주위의 피부와 근육의 상태를 개선한다.

② 처진 눈꺼풀은 바짝 올라가고, 눈두덩의 붓기가 완화된다.
　작은 눈은 커지고, 눈동자는 밝게 빛난다.

③ 밋밋한 광대에 볼륨을 더해서 얼굴 윤곽을 입체적으로 만든다.

④ 눈 주위의 자잘한 주름을 없애고, 눈 밑 지방을 제거한다.

⑤ 근시를 예방, 치료한다.

⑥ 눈꺼풀과 눈꼬리의 피부를 팽팽하게 당긴다.

　눈꼬리 주름은 눈꼬리와 귀밑머리가 난 부분 사이에 생긴 주름을 말한다. 눈꼬리 주름이 출현하면 눈꼬리뿐만 아니라 눈 밑, 다크서클 등 눈 주위 전체의 문제를 함께 살피고 다스려야 한다. 또 광대 주변의 피부가 전보다 탄력이 떨어져서 꺼지거나 아래로 처지기 쉽다. 특히 옆 광대 주변이 그러한데, 이 경우 자신의 얼굴 윤곽을 자세히 관찰해 보면 변화를 느낄 수 있다. 본래의 군더더기 없이 매끈하던 얼굴선에 분명히 울퉁불퉁한 곳이 생겼을 것이다. 이런 상황은 흔히 계란형이라고 불리는 갸름한 얼굴이나 길고 뾰족한 얼굴에서 더 두드러진다.

현대 의학에서는 신경의 분비 기능 감퇴, 단백질 합성율의 저하, 진피층(眞皮層)의 섬유 세포 비활성화, 그리고 콜라겐 섬유가 감소하고 끊어지는 등의 이유로 눈꼬리 주름이 생긴다고 본다. 이 밖에도 자외선, 건조함, 추위, 높은 온도의 세숫물, 표정, 흡연 등의 요소들도 모두 피부의 탄력을 떨어뜨리고 눈 주위의 주름을 만든다.

여자라면 누구나 피부 관리에는 '보습이 왕도'라는 사실을 알고 있다. 그래서 모두 피부에 수분을 보충하고, 자외선이나 담배 연기 등의 공기 중 각종 오염 물질을 잘 차단하려고 한다. 바람이 불고 눈이 올 때도 거의 '무장' 수준으로 피부를 보호한다! 이런 보호 수단은 물론 어느 정도 효과가 있지만, 콜라겐 단백질의 손실까지 막지는 못한다. 그래서 아무리 노력해도 소녀 때의 물을 머금은 듯한 피부를 유지하는 것은 무척 어려우며, 사실상 방법도 없다!

하지만 걱정하지 말자. 청춘의 아름다움을 유지하게 하는 신비의 묘약을 줄 수는 없지만(노화는 필연적이니까), 독자들에게 다른 방법을 제안한다. 이 방법을 제대로 실천하면 피부의 노화 속도를 줄여 실제 나이보다 어려 보일 수 있다!

이번에는 중의학의 관점에서 눈꼬리 주름을 살펴보자. 중의학에서는 눈꼬리 주름이 간, 신장과 관련이 있다고 본다. 일반적으로 여성은 간에, 남성은 신장에 문제가 있을 때 눈꼬리 주름이 생긴다. 비교적 젊은 여성에게 눈꼬리 주름이 생겼다면 간이 음허(陰虛)하거나 간혈(肝血)이 부족하기 때문이다. 음허는 몸의 음액(陰液)이 부족해서 몸을 차게 식혀 주는 기능이 원활하지 못한 것이다. 이런 경우에는 간을 보양해서 혈을 보충하면 눈꼬리 주름이 생기는 속도를 늦출 수 있으며 이미 생긴 주름도 없앨 수 있다! 그렇다, 없앨 수도 있다! 간의 보양에 주의를 기울이기만 하면 충분히 가능한 일이다. 여기에 신장을 보양하는 노력까지 더한다면 노화의 속도를 늦추는 데 더욱 효과적이다. 하지만 비교적 젊은 남성에게 눈꼬리 주름이 생겼다면 추천할 만한 방법이 없다. 이런 경우는 선천적으로 신장이 허약해서이기 때문이다. 일상생활에서 특별히 나쁜 습관이 없다면 다른 방법을 찾아볼 필요도 없다. 그러므로 다음에 소개하는 경근 마사지는 모두 여성을 대상으로 한다.

◎ step 01. 상태 진단하기

가장 먼저 할 일은 자신의 상태를 정확하게 파악하는 것이다. 거울을 보면서 앞머리를 쓸어 올려 이마를 드러내 보자. 아무런 표정도 짓지 않은 채 1분 동안 관찰하고, 아래의 세 가지 질문에 대답해 보라.

A. 아무런 표정을 짓지 않았을 때, 양쪽 눈꼬리가 위를 향했는가? 눈꼬리에 자잘한 주름이 있는가?

B. 아무런 표정을 짓지 않았을 때, 양쪽 눈이 동일 선상에 있는가? 눈머리의 아래쪽에 자잘한 주름이 있는가?

C. 표정을 지었을 때(특히 미소를 지었을 때), 눈꼬리와 귀밑머리가 난 부분의 사이에 가로 방향의 주름이 뚜렷이 보이는가?

D. 아무런 표정을 짓지 않았을 때, 눈꼬리와 귀밑머리가 난 부분의

사이에 가로 방향의 주름이 뚜렷이 보이는가?

E. 스물다섯 살 이전에 찍은 사진을 꺼내 보자. 그리고 사진 속의 자
신과 똑같은 표정을 짓고 서로 비교해 보라. 옆 광대의 근육이 줄
어들었는가?

질문 A에 대한 당신의 대답이 'No'라면, 아직 스물다섯 살이 넘지
않았으며 선천적으로 신체 조건이 무척 좋을 것이다. 그렇지 않다면 지
금처럼 아름다운 눈매를 유지하는 것은 무척 어려운 일이다. 앞으로도
경근 마사지를 꾸준히 실천하여 쉰 살이 되어서도 주름 없이 아름다운
눈매를 잘 유지하기 바란다.

질문 A에 대한 당신의 대답이 'Yes'라면, 그렇다고 해도 아직 긴장
할 필요는 없다. 사실 이것은 매우 정상적인 상황이다. 스물다섯 살이
넘은 여성의 피부는 콜라겐 단백질이 빠르게 감소하고 영양을 잘 흡수
하지 못한다. 그래서 피부의 기혈이 그전만큼 충분하지 않다. 하지만
지금부터라도 피부를 열심히 가꾸고 꾸준히 마사지한다면 자잘한 주
름 정도는 없앨 수 있다.

질문 A와 B에 대한 당신의 대답이 모두 'Yes'라면, 주의해야 한다.
이는 간이 허해졌다는 의미다. 특히 생리불순이 있는 사람은 어서 치료
해서 지금부터라도 기혈을 잘 보양해야 젊음을 유지할 수 있다. 아직
젊은데 한쪽 눈만 처진 사람이 있다. 이것은 한쪽으로만 누워 자거나
음식물을 씹는 습관 때문이다. 이런 경우는 경근 마사지를 통해 눈의
모양을 바로잡을 수 있다.

질문 A, B, C에 대한 당신의 대답이 모두 'Yes'라면, 조금 심각한 상황이다. 특히 아직 마흔 살도 되지 않았다면 더욱 그렇다. 이런 경우는 경근 마사지만으로는 주름을 없앨 수 없으며, 전체적인 신체 기능이 향상되도록 노력해야 한다.

질문 A, B, C, D에 대한 당신의 대답이 모두 'Yes'라면, 안타깝지만 당신의 눈꼬리에는 이미 주름이 자리 잡았다. 하지만 경근 마사지로 어느 정도 개선할 수 있으므로 마사지를 꾸준히 실천하자!

질문 E에 대한 당신의 대답이 'Yes'이고, 아직 나이가 젊다면 걱정해야 할 상황이다. 오히려 사실 대나 오십 대 여성이 그렇다면 자연스러운 노화 현상이므로 걱정할 필요가 없다. 삼십 대 이하의 젊은 여성이 이 경우에 해당한다면 건강 검진, 특히 산부인과 계통의 검사를 받아 보기를 권한다. 그래서 남들보다 노화가 일찍 시작된 원인을 찾아내어 근본적으로 해결해야 한다!

◎ step 02. 막힌 부분 찾아내기

눈꼬리 주름은 족소양경근(足少陽經筋), 수태양경근(手太陽經筋), 수소양경근(手少陽經筋)이 막혀서 생긴다. 이 근육들의 구체적인 위치는 다음과 같다.

❶ 질문 A, B에 대한 대답이 'Yes'인 사람은 족소양경근과 수태양경근이 막힌 것이다. 한쪽 눈만 처졌다면, 그쪽의 족소양경근이

제자리를 벗어난 것이다.

❷ 질문 A, B, C에 대한 대답이 'Yes'인 사람은 족소양경근, 수태양
경근뿐만 아니라 수소양경근에도 문제가 생긴 것이다. 전문 마사
지사가 주름이 생긴 부분을 만져 보면 제자리를 벗어난 경근을
금세 알아차릴 수 있다. 이런 사람은 간이 음허하고 간혈이 부족
해지기 시작한 것이다. 그러므로 간을 잘 보양해야 한다.

❸ 질문 D, E에 대한 대답이 'Yes'인 사람은 앞서 이야기한 세 가지
경근에 문제가 생겼을 뿐만 아니라 간의 음허가 심하고 간혈이
크게 부족하다. 그러므로 간의 음허를 다스리고 혈을 보충해야
하며 더불어 신장도 보양해야 한다. 혹시 아랫배가 나왔거나 몸
이 전체적으로 차지 않은가? 그렇다면 양기(陽氣)가 부족해서 신
장이 양허(陽虛)하며, 자궁이 차고, 산부인과 계통의 질병이 있다
는 뜻이다.

◎ step 03. 경근과 경맥 마사지하기

1. 준비 작업

거울을 보면서 양쪽 눈꼬리의 방향, 눈꼬리와 귀밑머리가 난 부분 사이의 주름, 피부의 색과 윤기, 광대 주변의 피부 상태와 근육 등을 관찰하라.

2. 마사지 부위, 방향 및 순서

경근 마사지는 선천적인 눈꼬리 주름에는 효과가 없다.

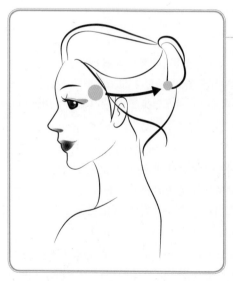

1. 태양혈 누르기

양손의 새끼 두덩에 힘을 주어 눈꼬리에서부터 태양혈, 머리카락이 난 곳을 지나 뒤통수까지 죽 누르며 이동한다. 총 6회 반복.

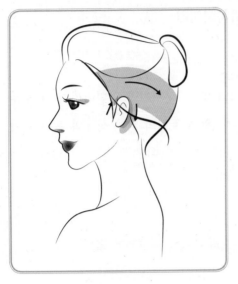

2. 귓바퀴 누르기

(1) 귓바퀴 뒤 누르기

양 엄지로 귓바퀴가 시작되는 곳에서부터 귓바퀴 뒤를 따라 귀 뒤의 높은 뼈인 유돌까지 누르며 이동한다. 이 부분은 수태양경근에 속한다. 총 6회 반복. 막힌 것 같은 느낌이 들면 손가락에 힘을 주어 꾹 눌러서 부드럽게 한 후 다시 천천히 이동한다. 총 9회 반복.

(2) 귓바퀴 앞 누르기

양 엄지로 귓바퀴 앞의 귀밑머리가 난 부분에서 귀 위의 머리카락 안쪽까지 누르며 이동한다. 이 부분은 수소양경근에 속한다. 총 6회 반복. 막힌 것 같은 느낌이 들면 손가락에 힘을 주어 꾹 눌러서 부드럽게 한 후 다시 천천히 이동한다. 총 9회 반복.

(3) 귓바퀴 위 누르기

손바닥 끝으로 귀 윗부분에서 뒤통수까지 누르며 이동한다. 이 부분은 족소양경근에 속한다. 총 6회 반복. 멍울 같은 것이 느껴지면 문질러서 부드럽게 한다. 이렇게 하면 경기가 잘 운행된다. 총 9회 반복.

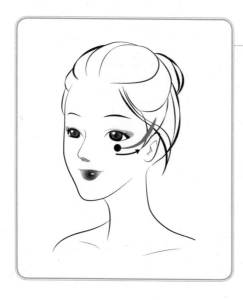

3. 광대 누르기

양 검지로 광대의 제일 높은 부분에서부터 양쪽 이마 끝에 머리카락이 난 곳까지 누르며 이동한다. 매우 천천히, 막힌 부분을 부드럽게 풀어주는 느낌으로 마사지한다. 총 6회 반복. 이 부분은 피부가 약하고 눈에서 가까우므로, 마사지 중에 손톱으로 피부와 눈이 상하지 않도록 주의한다.

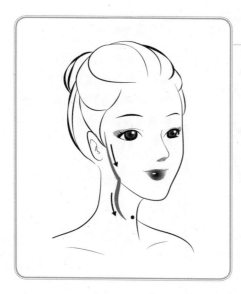

4. 귀 앞에서 턱까지 누르기

양 검지로 귀 앞에서부터 아래턱까지 누르며 이동한다. 막힌 것 같은 느낌이 들면 속도를 아주 천천히 해서 기가 잘 통하도록 한다. 총 9회 반복. 심하게 막힌 것 같으면, 아래턱을 지나 계속 밑으로 내려가 목빗근을 따라서 울대뼈 옆까지 누르며 이동한다. 총 12회 반복.

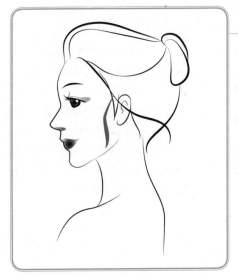

5. 깨물근 누르기

양 엄지로 귀밑머리가 난 부분의 앞에서부터 아래턱까지 누르며 이동한다. 총 6회 반복.

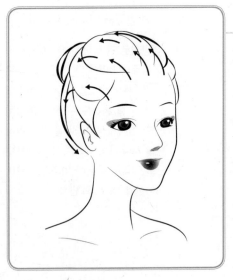

6. 두피 누르기

머리의 경근을 다스리는 마무리 동작은 두피 누르기다. 열 손가락을 모두 쫙 펴서 눈썹에서 외후두융기를 향해 누르며 이동한다. 총 6회 반복.

3. 마사지 강도

경근 마사지는 스스로 아프다고 느껴질 정도로 하는 것이 가장 좋다. 눈 주위의 피부는 매우 약하므로 이틀 걸러 한 번씩 한다. 마사지할 때마다 효과가 조금씩 나타나며, 약 1~3개월 후에는 눈꼬리 주름이 확연히 줄어든 것을 눈으로 확인할 수 있다.

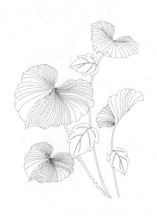

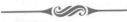

음혈을 보양하는 음식

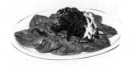

약선(藥膳) 돼지고기 편육

재료 돼지 껍질 500g(아교(阿膠 : 한약재로 당나귀 가죽, 뼈를 달인 것이다)면
더욱 좋다), 생강 50g, 마늘·산초·팔각 적당량

만드는 법

1. 돼지 껍질을 작은 정육면체로 썬다. 뚝배기에 돼지 껍질과 물을 1:5의 비율로
   넣는다. 돼지 껍질 500g으로 돼지고기 편육 750g에서 1㎏을 만들 수 있다.

2. 물이 끓기 시작하면 거품을 걷어내고 생강, 마늘, 산초, 팔각을 모두 넣어서
   더 끓인다.(물이 다시 끓으면 마늘, 산초, 팔각은 건져낸다.)

3. 한 번 끓으면 약한 불로 줄여서 8시간 더 끓인다. 고기에서 수분이 빠져 나가
   므로 소금이나 간장은 넣지 않는다. 돼지 껍질이 우윳빛깔이 될 때까지 푹 고
   은 후, 차게 식힌다.

4. 기호에 따라 간장, 소금, 식초, 마늘 소스를 곁들여 먹어도 좋다.
   복용 방법: 하루에 50~150g을 복용한다.

주의사항 음허가 심하지 않은 사람은 매일 50g씩, 심한 사람은 100g씩, 매우 심한 사람은
150g씩 먹는다.

손으로
빚어내는
입체적인
얼굴

제2편

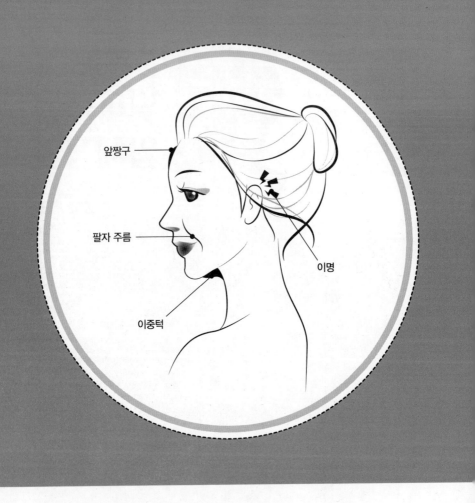

앞짱구

팔자 주름

이명

이중턱

제2편 | 손으로 빚어내는 입체적인 얼굴

앞짱구, 이중턱, 팔자 주름을 없앤다.

+

이마, 콧방울, 목의 피부를 개선하고,
자잘한 주름을 없애며, 피부색을 밝게 한다.

+

날렵하고 예쁜 턱선을 만들며, 얼굴이 대칭을 이루도록 한다.

+

눈 주위의 자잘한 주름과 눈 밑 지방을 없애서 눈이 커 보이게 한다.

+

뇌의 혈액 순환을 원활히 하고, 기억력을 향상시킨다.

+

비염을 예방, 치료하며, 코 주변의 피부를 매끈하고 탄력 있게 만든다.
과도한 피지 분비를 조절해서 피부의 유수분 균형을 맞춘다.

+

이명과 편두통을 치료하고, 두피의 각질을 제거하며,
목 주변의 뭉친 근육을 풀어 준다.

이 편에서는 **앞짱구, 이중턱, 팔자 주름**을 없애고, 이명(耳鳴)을 예방
하고 치료하는 경근 마사지를 소개한다. 그 효과는 다음과 같다.

제4장
앞짱구
– 귀엽거나 혹은 콤플렉스이거나

이 장에서 소개하는 경근 마사지는 다음과 같은 효과가 있다.

① 이마의 툭 불거진 부분을 없앤다.

② 이마의 피부를 개선하고, 피부색을 밝게 한다.

③ 시력을 보호하고, 눈동자가 밝고 또렷해지게 한다.

④ 기억력을 향상시킨다.

⑤ 얼굴의 윤곽을 개선한다.

"짱구 머리, 짱구 머리, 비가 내려도 걱정이 없다네! 친구들은 우산을 펴지만, 나는 짱구 머리가 있으니까!" 중국 어린이들이 즐겨 부르는 노래다. 남달리 이마가 툭 불거진 사람을 '앞짱구'라고 부른다. 아기들은 대부분 이마가 둥글게 튀어나와서 무척 귀엽다. 옛사람들은 이마가 넓으며 둥글게 튀어나온 사람이 양기가 충만하고, 힘이 넘치며, 매우 똑똑하다고 생각했다. 혼동하지 말자. 우리는 이런 이마가 아니고 앞짱구를 없애야 한다!

자세히 관찰해 보면 생각보다 많은 사람이 아주 뚜렷한 앞짱구다. 어떻게 보면 어딘가에 이마를 부딪혀서 부은 것 같기도 하다. 이마가 그렇게 생긴 사람들은 대개 이렇게 말한다. "난 원래 앞짱구야!"

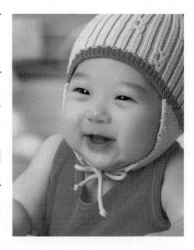

정말일까? 일곱 살 이전에 찍은 사진을 꺼내 살펴보자. 사진 속의 자신이 앞짱구라면, 정말로 머리뼈가 그렇게 생긴 것이므로 아무리 마사지를 해도 이마가 덜 튀어나와 보이게 하는 효과가 없다. 하지만 머리뼈 모양이 그렇게 타고나는 사람은 매우 드물다. 대부분 후천적으로 이마 형태가 변해서 앞짱구가 된다.

이 책에서 다루는 것은 후천적으로 만들어진 앞짱구다!

이마의 한가운데는 양기가 모이고 순환하는 곳이다. 그래서 머리에 문제가 생기면 가장 먼저 이곳에 변화가 나타난다. 앞짱구는 독맥의 양기가 막혀서 생기는 것으로, 일에 몰두하고 스트레스를 많이 받는 사람에게 주로 생긴다. 관상학적으로 볼 때 앞짱구가 심한 사람은 성격이 매우 포악하며 독단적이어서 주변 사람들과 자주 부딪히고 문제를 일으킨다. 심지어 어떤 때는 자신도 이해하지 못할 정도로 심하게 화를 내기도 한다. 아름다운 여성에게 이런 성격은 어울리지 않는다! 세상을 지배하는 것은 포악함과 독단이 아니라 4월의 봄바람 같은 따스함과 흐르는 물 같은 부드러움이다. 우리의 양손은 이마 위에 툭 불거진 부분을 없애는 동시에 포악해진 성격도 누그러뜨릴 수 있다. 그러면 인생은 더욱 달콤해질 것이다.

◎ step 01. 상태 진단하기

가장 먼저 할 일은 자신의 상태를 정확하게 파악하는 것이다. 우선 일곱 살 이전에 찍은 사진을 꺼내서 자신이 원래부터 앞짱구였는지 확인하자. 그렇지 않다면, 거울을 보면서 앞머리를 쓸어 올려 이마를 드러내 보자. 아무런 표정도 짓지 않고 머리를 좌우로 45°씩 돌려가며 이마를 꼼꼼히 관찰하자. 적어도 1분 이상 관찰한 후, 아래의 질문에 대답해 보라.

A. 표정을 짓지 않고 정면을 바라보았을 때, 이마에 유난히 밝은 곳이 있는가?

B. 표정을 짓고(눈썹을 찡그리고) 정면을 바라보았을 때, 눈썹과 두유혈(頭維穴) 사이에 불룩 솟은 부분이 있는가? 두유혈은 이마의 양끝 머리카락이 난 곳의 위에 있다.

C. 표정을 짓지 않고 머리를 좌우로 45° 돌려서 관찰했을 때 이마에 불룩 솟은 부분이 보이는가?

D. 이마에 불룩 솟은 부분의 가장 높은 곳을 검지로 눌렀을 때, 도톰한 느낌이 드는가?

E. 이마에 불룩 솟은 부분의 가장 높은 곳을 검지로 눌렀을 때, 딱딱한 느낌이 드는가?

이번에는 가족을 살펴보자. 자녀의 이마에 앞짱구의 징후가 보이면 빨리 조치를 취해야 한다. 어릴 때부터 경기의 순환을 좋게 하면 머리가 좋아지고, 체내의 양기가 잘 운행되어 오랫동안 젊음을 누릴 수 있다.

질문 A에 대한 당신의 대답이 'No'라면, 축하한다. 당신은 독맥과 임맥의 운행에 별다른 문제가 없다. 하지만 그런 사람은 그리 많지 않다. 십 대 청소년이라고 해도 이런 경우는 매우 드물다. 이런 상황은 선천적으로 건강하고, 자라면서 신체에 아무런 이상이 없어야 하며, 환경 조건까지 매우 좋아야 가능하다.

질문 A에 대한 당신의 대답이 'Yes'라면, 그렇다고 해도 아직 걱정할 필요는 없다. 사실 그러한 것이 지극히 정상적인 상황으로, 현대인 대부분이 그렇다. 특히 이마에 양기가 많이 모이는 젊은 사람이 많다. 이마가 유난히 밝게 빛나고 반질반질한 사람들은 오히려 양기가 과도하게 몰려서 문제가 될 수도 있다. 그러므로 기혈의 운행이 원활하게 해서 양기가 임맥을 통해 다시 내려갈 수 있도록 신경 써야 한다.

질문 A와 B에 대한 당신의 대답이 모두 'Yes'라면, 긴장하자! 양기가 꽤 오랫동안 잘 통하지 않아서 이마의 피부 조직이 이미 변형되기 시작했다.

질문 A, B, C에 대한 당신의 대답이 모두 'Yes'라면, 당신은 이미 앞짱구다. 다행인 것은 아직 뚜렷하지 않아서 옆에서만 보인다는 점이다. 지금이라도 경근 마사지를 실천해서 양기가 잘 통하게 하면 금방 개선 효과를 볼 수 있다.

질문 A, B, C, D에 대한 당신의 대답이 모두 'Yes'라면, 당신은 매우 눈에 띄는 앞짱구다. 하지만 경근 마사지를 매일 꾸준히 실천하면 더디더라도 분명히 효과가 나타날 것이다.

질문 다섯 가지에 대한 당신의 대답이 모두 'Yes'라면, 심각한 상황이다. 당신은 앞짱구일 뿐만 아니라 두통이 있으며 시력도 나빠졌을 것이다. 이런 사람은 경근 마사지와 함께 괄사(刮痧 : 중의학의 민간요법으로, 동전이나 숟가락, 사발 등에 기름을 묻혀 목, 가슴, 등 따위를 긁는 치료법) 요법을 병행해야 한다. 이 치료법은 통증이 무척 심하므로 마음을 단단히 먹어야 한다.

◎ step 02. 막힌 부분 찾아내기

❶ 질문 A와 B에 대한 당신의 대답이 'Yes'라면, 이마에서 족태양경근과 독맥이 함께 지나는 부분이 막힌 것이다.

❷ 질문 A, B, C에 대한 당신의 대답이 'Yes'라면, 이마와 위 눈두덩을 지나는 족태양경근이 막힌 것이다.

❸ 질문 D, E에 대한 당신의 대답이 'Yes'라면, 2의 상태가 비교적 심해진 상황이다. 이런 사람은 시력 저하, 특히 난시가 생기기 쉽다.

◎ step 03. 경근과 경맥 마사지하기

1. 준비 작업

거울을 보면서 step1에서 말한 부분을 정면으로, 그리고 머리를 좌우로 45°씩 돌려가며 관찰해 보자. 불룩 솟은 부분이 있는지 꼼꼼히 확인해야 한다.

2. 마사지 부위, 방향 및 순서

다음의 경근 마사지는 후천적인 앞짱구를 개선하는 데에만 효과적이다.

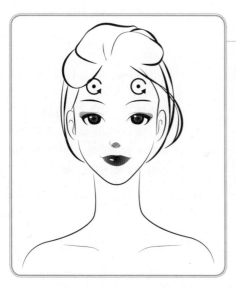

1. 양백혈 문지르기

양손의 새끼 두덩에 힘을 주어 눈꼬리에서부터 태양혈, 머리카락이 난 곳을 지나 뒤통수까지 죽 누르며 이동한다. 총 6회 반복.

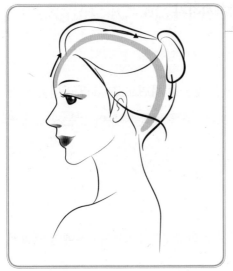

2. 독맥 밀기

양 검지와 중지로 이마의 정중선을
따라 인당에서부터 정수리의 백회혈
까지 죽 밀어 올린다. 총 16회 반복.

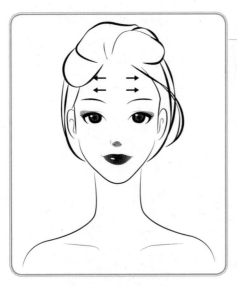

3. 이마 옆으로 밀기

양손의 새끼 두덩 혹은 손바닥 끝으
로 이마의 한가운데에서 양쪽 머리
카락이 난 곳까지 수평으로 누르며
이동한다. 총 16회 반복.

4. 앞짱구 누르기

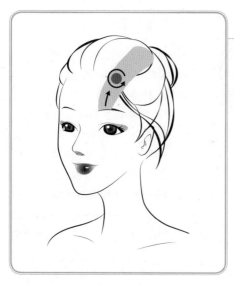

양 검지, 중지, 약지로 눈썹 머리에서 위로 비스듬하게 두유혈을 지나 관자놀이의 윗부분까지 누르며 이동한다. 두유혈은 이마의 양끝 머리카락이 난 곳의 위에 있다. 두유혈을 지날 때 원을 그리며 문지른 다음에 이동하면 더욱 효과적이다. 최소 12회 반복.

5. 외후두융기 누르기

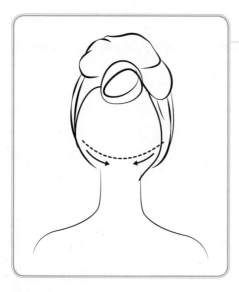

양 엄지로 귀 뒤의 높은 뼈인 유돌에서부터 외후두융기를 따라 가로 방향으로 부드럽게 누르며 이동한다. 최소 12회 반복.

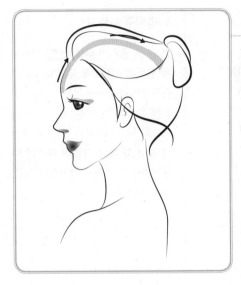

6. 괄사 요법

앞짱구인 사람이 종종 어지럽거나 시력마저 나쁘다면, 앞에 소개한 경근 마사지는 큰 효과가 없을 것이다. 이럴 때는 괄사 요법을 병행해야 한다. 편평하거나 굽은 괄사판 (괄사 요법을 할 때 환부를 문지르는 도구. 주로 옥, 물소뿔, 은 등으로 만든다.)으로 인당에서 위로 백회혈까지 밀어 준다. 속도는 1분에 1㎝를 이동하는 정도로 아주 느리게 한다. 부드럽게 이동하지 않는 것 같으면 속도를 더욱 늦춘다. 속도가 느릴수록 막힌 부분이 더 잘 풀어진다. 총 1~2회 반복.

3. 마사지 강도

손가락에 힘을 주어서 아플 정도로 세게 마사지한다. 속도가 빨라지지 않도록 주의해야 한다.

◎ step 04. 변화된 모습 관찰하기

마사지를 끝내면 곧바로 거울을 본다. 이 장에서 소개한 경근 마사지는 즉각 효과가 나타난다. 이마에 툭 불거지고 딱딱한 부분이 마사지를 한 다음에는 아주 부드러워졌을 것이다. 한동안 꾸준히 실천하면 이마가 편평해지고, 마침내 '앞짱구'라는 별명에서 벗어날 수 있다! 동시에 성격이 원만해지고, 이마는 반듯하며, 눈도 선명해질 것이다. 생각보다 효과가 크지 않더라도, 절대 멈춰서는 안 된다!

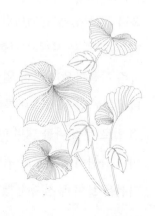

제5장
이중턱
– 목선 '파괴자'

이 장에서 소개하는 경근 마사지는 다음과 같은 효과가 있다.

① 날렵한 턱선을 만들고 이중턱을 없앤다.

② 목 피부를 개선하고 자잘한 주름을 없앤다.

③ 얼굴이 대칭을 이루도록 한다.

④ 목과 귀 뒤의 군살을 제거한다.

⑤ 목을 가늘고 길게 만든다.

⑥ 얼굴의 윤곽을 다듬는다.

턱선이 날렵하고 매끄러울 때는 그 소중함을 알지 못했다. 세월이 흘러 그 모습을 잃어버린 다음에야 몹시 후회했다. 죽어서 저 세상에 갔을 때 혹시 신께서 기회를 주신다면, 나는 주저 없이 '날렵한 턱선! 아주 아름다운 계란형 얼굴!'을 달라고 말할 것이다. 매끈하고 날렵한 턱선은 사람을 정말 아름답게 만들기 때문이다. 하지만 신들은 이런저런 일로 무척 바쁠 테니 아마 나의 턱까지 살필 겨를은 없을 것이다. 나이가 들면서 토실토실 귀엽던 내 얼굴에는 이중턱이 생겼다. 무너지는 턱선을 보며 무척 우울했다. 하지만 매일 손으로 얼굴을 받치고 "이중턱아! 올라가라! 올라가라!" 하고 외칠 수는 없는 노릇이다. 또 그런다고 턱선이 날렵해지지는 않는다. 자, 이제 우리의 양손으로 최선을 다해 '적'을 무너뜨려 보자!

이중턱은 아래턱에 지방이 과도하게 쌓이고 피부가 탄력을 잃어 아래로 처지면서 생긴다. 이중턱이 생기면 목이 두껍고 짧아 보여서 예쁘지 않다. 사실 이중턱은 노화 과정이기 때문에 이를 완벽하게 피하기는 어렵다. 그렇다면 이중턱이 생겨도 좋은 때는 언제일까? 스무 살? 서른 살? 마흔 살? 쉰 살? 정답은 없다. 그저 늦으면 늦을수록 좋다. 일반적으로 마흔 살이 지나면 이중턱의 징후가 조금씩 보이다가 쉰을 넘기면 뚜렷하게 드러난다. 그리고 예순 살이 넘으면 완벽하게 자리를 잡는다. 그런데 요즘은 삼십 대 초반의 여성에게도 종종 이중턱의 조짐이 보인다. 어째서일까?

이중턱은 수태양경근, 수양명경근 및 족태양경근 등 여러 경근이 늘어나거나 제자리를 벗어난 것과 관련이 있다. 이보다 근본적인 문제는 바로 음허다. 현대인들은 야근을 하거나 오락 생활을 즐기면서 새벽까지 깨어 있는 경우가 많다. 이런 생활은 음허를 초래하고, 음허가 심해지면 체내의 여러 경근이 늘어나거나 제자리를 벗어난다.

◎ step 01. 상태 진단하기

아무런 표정도 짓지 않은 채 거울을 본다. 목에 힘을 빼고 머리를 오른쪽으로 45° 돌려서 아래턱과 목 사이에 뚜렷한 각이 보이는지 확인한다. 또 아래턱뼈 주위의 피부와 근육을 자세히 관찰한 후, 입을 크게 벌리고 같은 곳을 다시 살펴본다. 관찰하고 나서 아래의 질문에 대답해 보라.

A. 양 검지로 예풍혈(翳風穴)을 꾹 눌러 보자. 예풍혈은 귓불 뒤에 움푹 들어간 부분이다. 작은 멍울이 느껴지는가? 눌렀을 때 아픈가?

B. 옆에서 볼 때 예풍혈의 움푹 들어간 부분이 어떠한가?

C. 입을 크게 벌리고 옆에서 볼 때 아래턱과 목 사이의 피부가 늘어지는가? 이중턱이 보이는가?

D. 입을 벌리지 않고 옆에서 볼 때 아래턱과 목 사이의 피부가 늘어지는가? 이중턱이 보이는가?

위의 질문 네 가지에 대한 대답이 모두 'No'라면, 당신은 '우주에서 가장 완벽하게 아름다운 턱'을 가졌다! 전체적으로 매우 건강하고 피부와 근육의 상태가 아주 좋다. 서른다섯 살이 넘어서도 이 상태를 유지한다면 선천적으로 아름답고 신체 조건이 매우 좋은 사람이 분명하다. 요즘에는 젊은 사람 중에도 예풍혈에 작은 멍울이 있거나 누르면 아픔을 느끼는 사람이 수두룩하다.

질문 A는 가장 처음 나타나는 증상이다. 멍울을 눌렀을 때 많이 아플수록 심각한 상태다. 평소에 예풍혈을 자주 누르면 이중턱을 확인할 수 있을 뿐만 아니라 피부 트러블도 예방할 수 있다.

질문 B에서 젊은 사람일수록 '예풍혈의 움푹 들어간 곳'이 뚜렷하다. 나이가 들면 볼의 근육이 귀 뒤로 밀려서 예풍혈의 움푹 들어간 곳에 모인다. 이런 상황이 계속되면 예풍혈에 멍울이 생긴다.

질문 C와 D는 이중턱이 생겼는지 확인하는 질문이다. 질문 C에서 보이는 이중턱은 아직 초기여서 경근 마사지로 없앨 수 있다. 질문 D에서 보이는 이중턱은 마사지로는 완전히 없애기 어려우며, 정도만 완화할 수 있다.

◎ step 02. 경근과 경맥 마사지하기

1. 준비 작업

거울과 마사지 오일을 준비한다. 피부의 손상을 막고 마사지의 효과를 극대화하려면 오일을 충분히 사용해야 한다.

2. 마사지 부위, 방향 및 순서

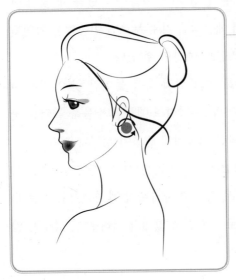

1. 예풍혈 문지르기

양 검지로 귀 뒤의 움푹 들어간 곳을 꾹 누른 다음, 원을 그리며 문지른다. 총 30회 반복. 많이 아프면 60회 문지른다.

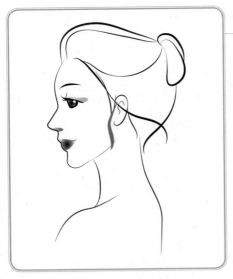

2. 볼 근육 밀기

귀 앞에서 아래쪽으로 귓불 앞을 지나 아래턱뼈의 뒤까지 누르며 이동한다. 위아래로 총 9회 반복.

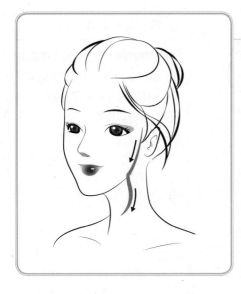

3. 깨물근 누르기

깨물근은 수양명경근에 속한다. 귀밑 머리 앞에서 아래로 협차혈(頰車穴)까지 누르며 이동한다. 이어서 목빗근의 앞쪽으로 인영혈(人迎穴)을 지나 쇄골 사이에 움푹 들어간 곳까지 누르며 이동한다. 협차혈은 이를 악물면 귀 밑에 불룩 튀어나오는 부분에서 가장 높은 곳이며, 인영혈은 울대 옆에 동맥박이 뛰는 지점이다. 아주 천천히 총 9회 반복. 막힌 것 같은 느낌이 드는 곳은 세게 눌러 준 다음에 이동한다. 막힌 느낌이 심하면 총 12회 반복한다. 오른쪽을 마사지할 때는 머리를 왼쪽으로, 왼쪽을 마사지할 때는 머리를 오른쪽으로 45° 돌린다.

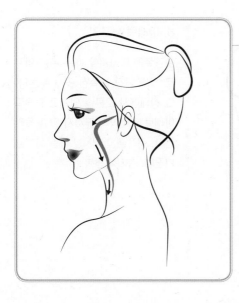

4. 광대 누르기

귀밑머리가 난 부분에서부터 광대의 가장 높은 지점까지 누르며 이동한다. 이어서 대영혈(大迎穴)을 지나 울대 옆까지 계속 아래로 이동한다. 대영혈은 협차혈의 앞에 있다. 총 9회 반복. 광대의 가장 높은 지점에 멍울이 느껴지면, 검지로 세게 누르고 문질러서 부드럽게 한 다음에 아래로 내려간다. 이런 경우 총 12회 반복한다. 이 마사지는 눈꺼풀이 떨리는 증상을 치료하는 데에도 효과적이다.

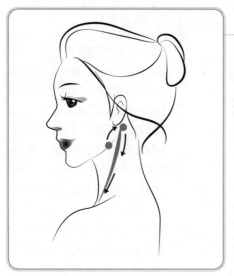

5. 목 근육 누르기

아래턱뼈에서 위로 예풍혈까지 밀어 올린다. 이어서 아래로 비스듬하게 울대를 향해서 인영혈까지 내려간다. 총 9회 반복.

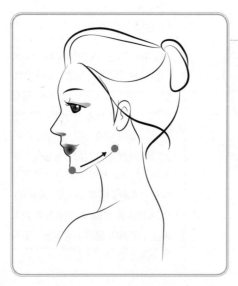

6. 아래턱 누르기

오른쪽을 마사지할 때는 왼손 엄지로 턱의 가장 뾰족한 곳을 누른다. 그 상태에서 오른손 엄지로 오른쪽 아래턱뼈를 따라 끝까지 밀고 올라간다. 왼쪽을 마사지할 때는 방향을 바꾼다. 총 6회 반복.

3. 마사지 횟수

이중턱이 뚜렷하게 보이는 사람은 마사지를 매일 하도록 한다. 마사지할 때 유난히 아픈 부분이 있으면 그곳을 꾹 누르거나 문질러서 부드럽게 한 다음에 계속 이어서 한다.

요즘 유행하는 얼굴은 계란형, 아니 그보다 더 갸름한 얼굴이다. 하지만 관상학적으로는 포동포동한 아래턱이 복을 상징한다. 극도로 갸름한 얼굴을 되려고 성형 수술을 할 필요는 없다. 수술이 위험하기도 하지만, 무엇보다 아름다움의 기준은 시간이 지남에 따라 바뀌기 때문이다. 나이가 들면 얼굴 근육의 상태와 위치가 조금씩 변한다. 그런데 성형 수술을 한 부위의 근육은 '죽은 상태'이므로 변화하지 않아서 어느 순간 얼굴이 매우 부자연스러워진다.

제6장
팔자 주름
– 슬픔과 고뇌가 가득한 얼굴

이 장에서 소개하는 경근 마사지는 다음과 같은 효과가 있다.

① 팔자 주름을 없애고 예쁜 표정을 만든다.

② 코 주변의 피부를 매끈하게 만들고, 콧방울의 모공을 줄인다.

③ 과도한 피지 분비를 조절하고, 피부의 유수분 균형을 맞춘다.

④ 피부색을 밝게 한다.

⑤ 밋밋한 광대에 볼륨을 더하고, 얼굴의 윤곽을 다듬는다.

⑥ 비염을 예방, 치료한다.

중국 작가 안니바오베이(安妮寶貝)는 팔자 주름이 깊이 팬 남자가 매력적이라고 말했다. 그녀의 말처럼 남자의 팔자 주름은 인내와 고통, 강인함의 상징일 수도 있다. 하지만 자신의 얼굴에 팔자 주름이 출현하기를 바라는 여자는 없다.

팔자 주름은 젊을 때는 없다가 서른다섯 살이 넘으면서 점점 깊어진다. 나이가 들면서 콜라겐 단백질, 수분, 피하지방 등이 줄어들기 때문이다. 피부가 점차 탄력을 잃고 늘어지면서 표면에 움푹 파이는 부분, 바로 주름이 생긴다. 팔자 주름이 있는 사람은 실제보다 나이 들어 보이며 도통 친근한 느낌이 들지 않는다. 관상학에서 코 양쪽의 주름은 그 사람이 하는 말의 무게를 의미한다. 이 주름이 깊은 사람은 주변에 말을 들어 주는 이가 많고, 이 주름이 없거나 옅은 사람은 주변에 말을 들어 주는 이가 없다. 그래서 중국에서는 이 주름을 '법관 주름'이라고 부른다.

팔자 주름은 족양명경근과 관련이 있다. 이 경근이 제자리를 벗어나거나 경근에 기혈이 잘 흐르지 않으면 주름이 생긴다. 비장과 위가 허해서 기혈이 부족하면 주름은 더욱 심해진다.

◎ step 01. 상태 진단하기

거울과 스무 살에 찍은 사진을 준비하자. 우선 거울에 비친 얼굴을 1분 동안 자세히 관찰하고, 사진과 비교하며 아래의 질문에 대답해 보라.

A. 미소 지었을 때, 양쪽 콧방울 옆에 움푹 파인 곳이 뚜렷한가?

B. 아무런 표정을 짓지 않았을 때, 양쪽 콧방울 옆에 움푹 파인 곳이 뚜렷한가?

질문 A, B에 대한 대답이 모두 'No'인 사람은 팔자 주름이 없다. 당신은 전체적으로 건강하고 피부와 근육에 힘과 탄력이 넘친다! 서른다섯 살이 넘었다면 정말 대단한 일이다. 앞으로도 계속 이 아름다운 상태를 잘 유지하길 바란다.

질문 A는 가장 흔한 상황이다. 사람들은 이런 주름이 웃을 때만 생긴다고 여겨서 그다지 심각하게 생각하지 않지만 이것은 팔자 주름의 전조다. 이 주름은 곧 점점 길어져서 입꼬리를 넘어 턱까지 닿을 것이다. 웃을 때 보이는 이런 주름은 경근이 막혔을 뿐만 아니라 느슨해졌기 때문이다. 또한 비장과 위의 기혈이 부족하기 때문이므로 몸을 전체적으로 보양해야 한다.

◎ step 02. 경근과 경맥 마사지하기

1. 준비 작업

거울을 보면서 입 주위의 근육과 주름의 상태, 입꼬리의 방향을 살펴보자. 웃었을 때 입꼬리의 각도를 관찰하고, 양쪽 근육의 힘을 느껴보자.

2. 마사지 부위, 방향 및 순서

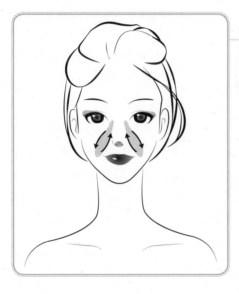

1. 비순근 누르기

양 검지로 콧부리와 두 눈 안쪽의 움푹 들어간 곳에서 양 콧방울을 향해 지창혈까지 누르며 내려온다. 지창혈은 입꼬리 가까이에 있으며, 위로 연장했을 때 눈동자에 이르는 지점에 있다. 비순근을 따라 위아래로 총 20회 반복한다. 딱딱하거나 탄력이 부족한 느낌이 들면 그 부분을 2분 정도 눌러 준 다음 마사지를 계속한다. 이런 경우 총 30회 반복한다.

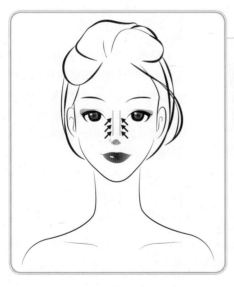

2. 비근 꼬집기

오른손 엄지와 검지를 사용해서 콧부리와 두 눈 안쪽의 움푹 들어간 곳부터 코끝을 향해 꼬집으며 내려온다. 총 12회 반복. 비염이 있는 사람은 총 30회 반복한다.

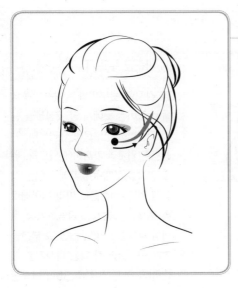

3. 광대 누르기

양 검지로 광대의 가장 높은 부분에서 뒤쪽으로 누르며 이동한다. 매우 천천히, 뭉친 것을 풀어 준다는 느낌으로 마사지한다. 총 6회 반복.

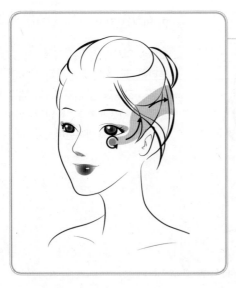

4. 옆 광대 문지르기

양손의 새끼 두덩을 옆 광대에 대고 안에서 밖으로 부드럽게 원을 세 번 그린다. 이어서 태양혈을 지나 귀 위의 머리카락 안쪽으로 들어가서 뒤통수까지 누르며 이동한다. 총 3회 반복.

3. 마사지 횟수

하루걸러 한 번씩 마사지한다. 눈에서 가까운 부분이므로 너무 세지 않게, 부드럽게 마사지한다.

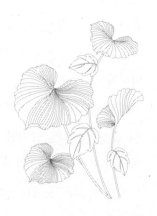

제7장
이명
– 내 몸이 외치는 비명

> 이 장에서 소개하는 경근 마사지는 다음과 같은 효과가 있다.

① 이명과 편두통을 치료한다.

② 눈 주위의 자잘한 주름과 눈 밑 지방을 없애서 눈이 커 보이게 한다.

③ 밋밋한 광대에 볼륨을 더하고, 얼굴의 윤곽을 다듬는다.

④ 두피의 각질을 제거하고, 목 주변의 뭉친 근육을 풀어 준다.

⑤ 뇌에서의 혈액의 운행을 원활하게 하고 피부색을 밝게 한다.

'윙~' 왼쪽 귀에서 매미 소리가 울린다. 어? 이게 무슨 소리지? 어디서 나는 소리지? 한겨울에 매미가 있을 리는 없잖아?! 나는 곧바로 컴퓨터를 켜고 인터넷에 접속해서 '이명(耳鳴)'이라는 병명을 찾아냈다. 설마, 아니겠지? 난 이제 겨우 스물세 살인데, 이명은 노인들이나 걸리는 병이잖아? 설마 몸이 조금 약해졌다고 이명에 걸린 것일까?

당시에 나는 잠을 이루지 못할 정도로 놀랐다. 하지만 그로부터 2년 후, 증상은 그대로였지만 나는 오히려 무덤덤해졌다. 알고 보니 기숙사의 친구들이 모두 그런 증상을 겪고 있었던 것이다. 우리는 모두 밤을 새워서 논문을 쓰거나 컴퓨터를 오랫동안 사용해서 피곤해지면 귀에서 소리가 나는 것을 경험했다. 처음에는 무척 놀랐지만, 얼마 지나지 않아 '좀 쉬면 괜찮아지겠지.' 하고 대수롭지 않게 생각하게 되었다. 그러나 이것은 정말 잘못된 생각이었다. 이명은 몸이 우리에게 보내는 '경고'다! 이것은 질병이며, 동시에 다른 질병의 한 증상이기도 하다.

이명은 크게 두 종류로 나뉜다. 하나는 귀를 찢을 듯한 높은 소리가 갑자기 울리는 급성 이명으로 주로 젊은 사람에게 나타난다. 다른 하나는 파도 소리처럼 낮은 소리가 계속 울리는 만성 이명으로 마흔 살이 넘고 허약한 사람에게 잘 나타난다. 이명은 신장의 음허, 간의 화항(火亢 : 뜨거운 기운이 과도하게 몰리는 것)에서 비롯된다. 특히 젊은 사람은 간의 화항 때문에 이명이 생긴다. 간의 화항은 신장을 음허하게 한다. 그래서 매우 피곤할 때만 이명이 나타나는 사람도 그대로 방치하면 신장이 음허해져서 만성 이명이 되기 쉽다. 만성 이명은 경근 마사지만으로는 치료할 수 없으며, 음기를 보충하고 신장을 다스리는 약을 먹어야 한다.

이명은 족소양경근과 관련이 있다. 이 경근은 관자놀이를 지나기 때문에 이명이 있는 사람은 대부분 소리가 나는 귀와 같은 쪽에 편두통이 있다. 이런 경우 족소양경근이 제자리를 벗어나서 처지거나 뒤틀려 있는 것이다.

이명은 몸이 우리에게 보내는 경고이므로 절대 소홀히 해서는 안 된다. 자, 양손을 활짝 펴고 이명 치료를 시작해 보자!

◎ step 01. 상태 진단하고 막힌 부분 찾아내기

가장 먼저 할 일은 자신의 상태를 정확하게 파악하는 것이다. 거울은 필요 없다. 오로지 자신의 몸에 신경을 집중해서 손가락 끝과 몸의 반응을 느껴 보자! 통증이 느껴진다면 몸에 문제가 생긴 것이다.

질문. 엄지로 (손과 같은 쪽의) 이병(耳屛) 앞에서 위를 향해 머리카락이 난 곳까지 눌러 보자. 통증이 느껴지는가? 이병은 귀 중간에 얼굴 쪽으로 불쑥 돌출된 돌기다.

질문에 대한 대답이 'No'인 사람은 이명, 정확히 말하면 급성 이명이 없다. 그리고 간과 신장이 허하고 음혈이 부족해서 발생하는 만성 이명은 부분적인 경근 진단만으로는 알기 어렵다.

질문에 대한 대답이 'Yes'인 사람은 이명이 있다. 같은 힘으로 눌렀는데도 유난히 아픈 곳이 있다면, 그 부분의 경근이 심하게 막힌 것이다.

◎ step 02. 경근과 경맥 마사지하기

1. 준비 작업

손가락으로 귀 주변의 근육을 꼼꼼히 눌러 보자. 통증이 유난히 심한 곳이 있는가? 딱딱한 멍울이 느껴지는 곳이 있는가?

2. 마사지 부위, 방향 및 순서

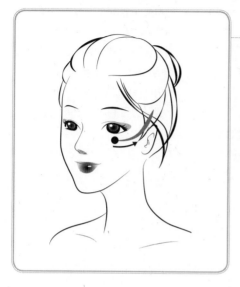

1. 광대 누르기

양 검지로 광대의 가장 높은 부분에서 뒤를 향해 머리카락이 있는 부분까지 누르며 이동한다. 아주 천천히, 막힌 부분을 풀어 주는 느낌으로 마사지한다. 총 6회 반복.

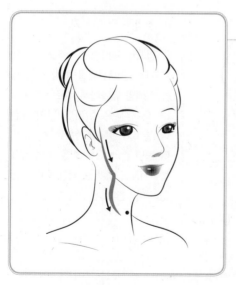

2. 귀 앞 근육 누르기

양 검지와 중지로 귀 앞에서부터 아래로 누르며 이동한다. 총 9회 반복. 막힌 것 같은 느낌이 들면 손에 더욱 힘을 주어 세게 눌러서 부드럽게 한 다음에 이동한다. 통증이 심한 사람은 총 12회 반복한다.

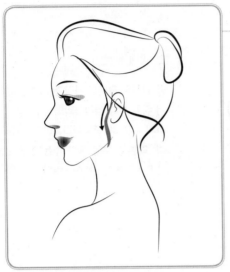

3. 뺨 근육 누르기

검지로 귀밑머리가 난 부분에서 아래로 협차혈까지 누르며 이동한다. 협차혈은 이를 악물 때 귀 밑에 불룩 튀어나오는 부분 중 가장 높은 곳이다. 총 6회 반복. 막힌 것 같은 느낌이 들면 총 9회 반복한다.

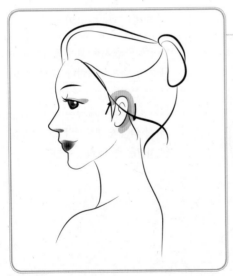

4. 귓바퀴 뒤 누르기

양 엄지로 귓바퀴가 시작되는 곳에서부터 귓바퀴 뒤를 따라 귀 뒤의 높은 뼈인 유돌까지 누르며 이동한다. 이 부분은 수태양경근에 속한다. 총 6회 반복. 막힌 것 같은 느낌이 들면 손에 더욱 힘을 주어 세게 눌러서 부드럽게 한 다음에 다시 천천히 이동한다. 총 9회 반복.

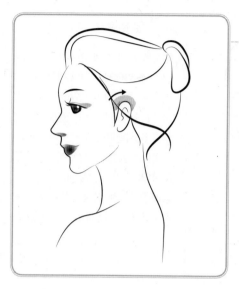

5. 귓바퀴 앞 누르기

양 엄지로 귓바퀴 앞의 귀밑머리가 난 부분에서 귀 위의 머리카락 안쪽까지 누르며 이동한다. 이 부분은 수소양경근에 속한다. 막힌 것 같은 느낌이 들면 손에 더욱 힘을 주어 세게 눌러서 부드럽게 한 다음에 다시 천천히 이동한다. 총 6회 반복.

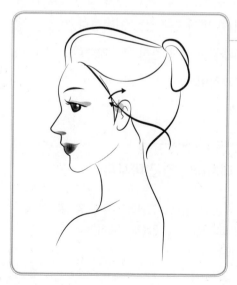

6. 귀 근육 누르기

엄지로 귓바퀴가 시작되는 부분을 꾹 누른다. 귀밑머리가 난 부분까지 약간 앞으로 밀어 준 다음, 다시 뒤로 누르며 이동한다. 총 9회 반복.

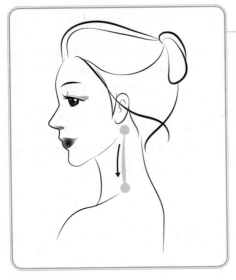

7. 목 옆 누르기

엄지를 제외한 네 손가락으로 풍지혈(風池穴)에서 아래로 견정혈(肩井穴)까지 천천히 이동한다. 풍지혈은 목 뒤 중앙에서 양쪽 귓불 쪽으로 약 1.5㎝ 떨어진 곳의 움푹 들어간 곳이다. 견정혈은 유두에서 수직으로 선을 그어 올렸을 때 어깨 위 지점에 있다. 총 12회 반복. 이 마사지는 기억력 향상에도 효과가 있다.

3. 마사지 강도

급성 이명인 사람은 귀에서 소리가 나는 동안 매일 마사지한다. 조금 나아진 것 같으면 하루걸러 한 번씩 2주 정도 지속한다. 만성 이명인 사람은 하루걸러 한 번씩, 3개월 이상 꾸준히 마사지한다. 마사지와 약물 치료를 병행하면 더욱 효과적이다.

급성 이명에 대처하는 경근 마사지

갑자기 귀 안에서 톤이 높고 큰 소리가 울려도 당황하지 말자. 양 엄지로 귀 앞과 귀 뒤를 세게 누른다. 그리고 귓바퀴를 따라 근육을 꼼꼼히 눌러 기혈이 잘 통하게 하면 소리는 곧 사라질 것이다.

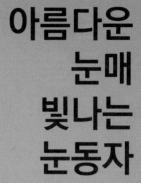

아름다운
눈매
빛나는
눈동자

제3편

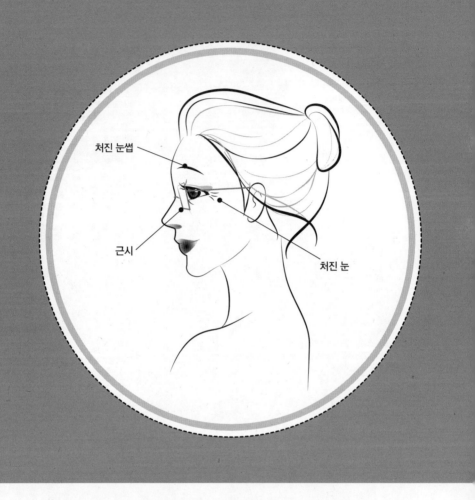

처진 눈썹

근시

처진 눈

제3편 | 아름다운 눈매 빛나는 눈동자

눈 주위의 자잘한 주름과
눈 밑 지방을 없앤다. 다크서클을 완화하고,
눈 주위의 작은 지방 알갱이를 없앤다.

+

눈에 붉은 핏줄이 서지 않도록 방지하고
두 눈이 촉촉하고 맑아 보이게 한다.

+

처진 눈꼬리와 눈썹을 바짝 올려 주며,
눈매를 길게 해서 밝은 이미지를 만든다.

+

눈꺼풀을 위로 당겨서 눈이 커지게 한다.

+

눈꼬리 주름을 없앤다.

+

밋밋한 광대에 볼륨을 더하고, 얼굴의 윤곽을 다듬는다.

+

눈 주위에 생기는 반점을 예방한다.

+

근시를 예방하고 치료한다.

이 편에서는 **눈을 아름답게 만들고 처진 눈매를 개선하는 방법**을 소개한다. 더불어 근시를 예방하고 치료하는 방법을 제안한다. 알맞은 경근 마사지를 통해 다음과 같은 효과를 얻을 수 있다.

제8장
아름다운 눈

– 반드시 갖추어야 할 '비장의 카드'

> 이 장에서 소개하는 경근 마사지는 다음과 같은 효과가 있다.

① 눈 주위의 자잘한 주름과 눈 밑 지방을 없앤다,
   다크서클을 완화하고, 눈 주위의 작은 지방 알갱이를 없앤다.

② 눈에 붉은 핏줄이 서지 않도록 방지하고 두 눈이 촉촉하고 맑아 보이게 한다.

③ 처진 눈꼬리와 눈썹을 바짝 올려 주며, 눈매를 길게 만든다.

④ 눈꺼풀을 위로 당겨 눈이 커지게 한다.

⑤ 눈꼬리 주름을 없앤다.

⑥ 눈 주위에 생기는 반점을 예방한다.

《시경(詩經)》 위풍·석인(衛風·碩人)편에 여인의 아름다움을 찬양하는 구절이 있다. "손은 부드러운 띠싹(띠풀의 처음 난 싹) 같고, 살결은 기름처럼 윤이 나네. 목덜미는 나무 굼벵이 같고, 가지런한 하얀 이는 박 속의 박씨 같구나. 매미 같은 이마에 누에의 눈썹, 미소 지을 때 생기는 보조개가 어여쁘네. 초롱초롱한 눈은 곱기도 해라."

이 글의 "미소 지을 때 생기는 보조개가 어여쁘네. 초롱초롱한 눈은 곱기도 해라."라는 구절은 후대의 수많은 시인이 미인을 묘사할 때 인용하기도 했다. 그들이 형용한 아름다움은 마치 모나리자의 미소처럼 꿈꾸는 듯 은근한 것이다!

누군들 '미소 지을 때 생기는 보조개, 초롱초롱한 눈'을 가지고 싶지 않겠는가? 얼마 전 한 드라마에서 여주인공의 아름다운 눈과 미소를 보았다. 나는 그녀를 보고 두 눈이 진실하기만 하다면 크기는 아무래도 상관없다는 생각이 들었다.

"사랑스런 눈은 수줍은 듯 감았고, 붉은 입술은 희미하게 웃는다." 이것은 낙수(洛水)의 여신인 복비(宓妃)의 아름다움을 묘사한 말이다. 정말 매혹적이지 않은가? 이 책을 읽는 독자 중에는 쌍꺼풀이 진 왕방울만 한 눈이 아니라서 속상해하는 사람이 있을 것이다. 중국은 역사적으로 쌍꺼풀이 진 큰 눈이 아름다움의 기준이었던 적이 없다. 고대 중국에서는 봉황의 눈처럼 가늘고 길며 눈꼬리가 위로 향한 눈을 최고로 쳤다. 다음은 소설 《홍루몽(紅樓夢)》에서 등장인물인 봉저(鳳姐)를 묘사한 구절이다. "붉은 봉황의 찢어진 눈, 구부러진 버드나무 잎처럼 아래로 드리워진 눈썹" 아마도 봉저의 눈은 홑꺼풀이었을 것이다. 이런 눈은 현대의 심미(審美) 기준에는 맞지 않지만, 나는 그녀가 현대에 와도 미인일 것이라고 단언한다. 소설에는 이 밖에도 그녀를 묘사한 구절이 있지만 얼굴에 관해서는 이것이 전부다. 아마도 《홍루몽》의 작가 조설근(曹雪芹)이 '아름다운 눈'을 미인의 가장 큰 조건으로 보았기 때문이 아닐까?

아름다운 눈이란 큰 눈, 쌍꺼풀이 있는 눈, 혹은 화려하게 아이라인을 그려서 꾸민 눈이 아니다. 그것은 눈매 전체에서 자연스레 아우라가 드러나는 눈이다! 애교스럽게 깜빡이는 눈은 몇천 년 동안이나 변함없는 아름다움의 상징이다! 중국 여배우 판잉즈(潘迎紫)를 보라. 그녀는 마흔이 넘은 나이에 드라마 〈여황제 측천무후〉에서 십 대 시절의 무측천

(武則天)을 연기한다. 그러나 전혀 어색하지 않고 정말 십 대 소녀 같다. 물론 그녀의 인형 같은 얼굴 때문이기도 하지만, 무엇보다 그녀의 그 매혹적이고 빛나는 두 눈이 큰 역할을 했다고 생각한다. 그녀와 동년배인 여배우들의 눈동자는 이미 반짝임을 잃고 흐려져서 마치 먼지가 한 층 덮인 것처럼 보인다. 《홍루몽》의 여주인공 가보옥(賈寶玉)의 말처럼 말이다. "진주처럼 밝았던 눈, 언제인지 모르게 죽은 생선의 눈 같아졌으니. 정말 속상하다 탄식이 나오는구나!"

누구나 아름다운 눈, 눈빛, 자연스러운 아우라를 원하지만, 이러한 것은 메이크업 기술만으로는 만들어내기 어렵다. 이것은 몸 전체에서 밖으로 내뿜는 것이다. 생각해 보자! 당신도 눈동자가 반짝이고 촉촉하던 시절이 있었다. 아름다운 진주에 먼지가 쌓이는 것을 그저 바라보고만 있어야 할까? '죽은 생선의 눈'이 되는 것을 손 놓고 기다려야 할까? 아니다! 우리는 절대 그런 자신을 받아들여서는 안 된다. 나이가 드는 것을 거부할 수는 없지만, 추해지는 것을 용인할 수는 없다! 그럼 이제 우리가 해야 할 일은 무엇일까?

사실 우리는 모두 젊은 시절에는 눈동자가 촉촉하고 빛이 났다. 특히 아기였을 때는 눈이 마치 물방울을 머금은 것 같았다. 그때는 눈이 크든 작든, 쌍꺼풀이 있든 없든 중요하지 않았다. 그렇다! 생각해 보면, 모든 어린 아이의 눈은 언제나 맑고 밝게 빛난다. 왜 그럴까? 바로 몸이 양기로 가득하기 때문이다. 아이들의 상행하는 독맥은 언제나 영양이 충분한 채로 뇌수까지 닿는다. 이렇게 머리에 전달된 양기와 정기(精氣)가 어우러져서 눈동자에 그대로 드러나는 것이다. 즉 독맥을 통해 뇌수까지 가는 신장의 양기와 정기가 충분할수록 눈동자는 더욱 밝게 빛난다.

안타깝게도, 나이가 들면 신장의 양기와 정기가 점점 줄어들고 이에 따라 눈동자도 반짝임을 잃는다. 사실 이것은 자연의 법칙이니 막을 도리가 없다! 하지만 다음의 내용을 기억하자!

첫째, 영양 상태가 좋으면 눈이 반짝임을 잃는 시기를 늦출 수 있다.

둘째, 노화의 속도를 늦추면 눈이 반짝임을 잃는 시기를 늦출 수 있다.

잊지 말자. 우리도 판잉즈처럼 마흔 살에도 여전히 아름답게 빛나는 눈을 가질 수 있다.

밝게 빛나는 아름다운 두 눈을 지키는 방법을 배우기 전에 우선 생각해 보아야 할 문제가 있다. 현대 여성들은 대부분 영양 상태가 좋은데도 눈의 반짝임을 일찍 잃는 이유가 무엇일까?

모두 잘못된 생활 습관 탓이다! 현대인은 앉아 있는 시간이 길고, 움직이는 시간이 짧다. 더욱이 잘못된 자세로 앉으면 경추와 요추에 문제가 생기고 독맥이 잘 통하지 않아서 양기가 머리까지 갈 수 없다. 이런 상황이 오랫동안 계속되면 눈은 점차 반짝임을 잃는다. …… 하지만 너무 걱정할 필요는 없다. 경근 마사지로 경추와 요추의 병을 고치기는 어렵지만, 심각한 상황만 아니라면 충분히 독맥의 소통이 원활해지게 할 수 있다. 그러면 당신의 눈은 분명히 다시 찬란하게 빛날 수 있다!

다음에 소개하는 마사지를 꾸준히 실천한다면 눈 주위의 피부와 근육의 노화 속도를 늦출 수 있다. 쉰 살이 되었을 때 선글라스를 끼지 않고도 서른 살처럼 보일 수 있다면 그 얼마나 멋진 일인가?

촉촉하고 빛나는 눈, 사실 이것은 매우 추상적인 이야기다. 노화와의 전쟁에서 승리하려면 매우 구체적인 부분에까지 주의를 기울여야 한다. 눈 주위에 생기는 아주 작은 변화부터 해결해야만 최종 승리를 쟁취할 수 있는 법이다.

눈 주위의 경근을 다스리려면 먼저 다음의 내용을 확인해야 한다.

❶ 족소양경근과 족양명경근이 눈 주위의 피부와 근육에 미치는 영향

❷ 족소양경근이 막히거나 제자리를 벗어났을 때 눈 주위의 피부와 근육에 미치는 영향

❸ 족소양경근과 족양명경근이 광대 주위의 피부와 근육에 미치는 영향

❹ 족태양경근과 독맥의 변화가 머리의 모양에 미치는 영향

◎ 눈 주위를 살필 때 확인해야 할 것

눈 주위의 노화는 자세히 살펴보지 않으면 알아차리기 어렵다. 이 부분의 변화는 무척 미세해서 오래전의 사진과 비교해 보지 않으면 차이를 느낄 수 없기 때문이다. 또는 변화가 눈에 보인다 하더라도 화장이나 성형으로 눈속임을 할 수 있기 때문이다. 그래서 사람들은 겉모습만 보고 눈에 별 문제가 없다고 생각한다. 하지만 자세히 들여다보면 눈동자는 어느새 '죽은 생선의 눈'이 되었을 것이다. 심지어 성형 수술의 부작용으로 위아래의 눈꺼풀이 닫히지 않는 사람도 있다. "나이가 들면 쌍꺼풀이 저절로 생긴다.", "나이가 들면 눈이 커진다."고 말하는

사람들이 있다. 이런 현상은 모두 노화 탓
에 '그렇게 보이는 것'뿐이다. 하지만 사람
들은 이것을 눈치 채지 못할 뿐만 아니라
심지어 기쁨의 환호성을 외치기도 한다. "
쌍꺼풀이 생겼어!", "눈이 커졌어!"라면서.

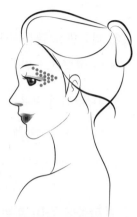

1. 촉각 테스트

❶ 눈을 감고 검지로 반대쪽 눈의 안쪽
을 꾹 눌러 보자. 그리고 다른 검지로
위 눈꺼풀을 부드럽게 쓰다듬어 보자. 이물감이 느껴지는지 확인
한다.

❷ 눈을 뜨고 검지로 반대쪽 눈의 안쪽을 꾹 눌러 보자. 그리고 다른
검지로 아래 눈꺼풀을 부드럽게 쓰다듬어 보자. 이물감이 느껴지
는지 확인한다.
노화가 시작되는 단계라면, 눈꺼풀의 바깥쪽 1/3 지역에 이물감
이 느껴질 것이다. 피부 아래에 젤리 같은 작은 과립들이 굴러다
니는 느낌이다.

2. 시각 테스트

❶ 위 눈꺼풀의 피부를 관찰하자. 눈이 예전보다 튀어나왔는지, 잔
주름이 심한지 확인해 보라.

❷ 아래 눈꺼풀의 피부를 관찰하자. 아래 눈꺼풀이 물주머니처럼 불

룩한지, 눈꼬리가 아래를 향하는지 확인해 보라.

❸ 미릉근을 관찰하자. 눈썹 바로 윗부분이 주변보다 높은지, 눈썹이 예전보다 튀어나온 것 같은지 확인해 보라.

❹ 눈 주위의 근육을 관찰하자. 눈꼬리와 태양혈 사이가 불룩 솟았는지, 눈을 뜰 때 덜 떠지는 느낌은 없는지 확인해 보라.

◎ 눈꺼풀을 풀어 주는 경근 마사지

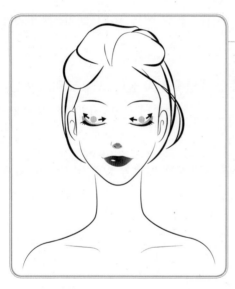

1. 눈꺼풀 누르기

양 검지를 눈꺼풀 가운데에 대고 가볍게 좌우로 천천히 누르면서 이동한다. 위 눈꺼풀은 눈을 감고서, 아래 눈꺼풀은 눈을 뜨고서 마사지한다. 총 12회 반복. 경근이 제자리를 벗어났다면 눈꼬리 주변에서 이물감이 느껴질 것이다. 이 경우 경근을 안쪽으로 밀어 넣는다는 느낌으로 누른다.

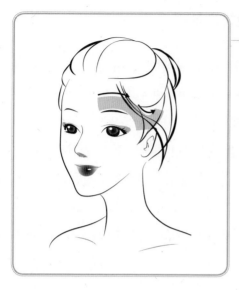

2. 미릉근 누르기

양 검지로 눈썹 머리의 위에서부터 눈썹 꼬리의 위까지, 이어서 태양혈을 지나 머리카락이 난 곳의 뒤까지 죽 누르며 이동한다. 총 9회 반복.

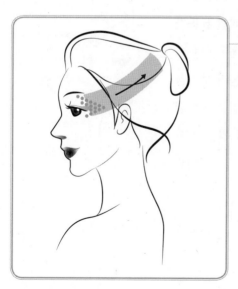

3. 바깥쪽 눈언저리 누르기

양 검지, 중지, 약지로 눈썹과 눈꼬리 사이의 바깥쪽 눈언저리를 누른다. 이어서 여기에서부터 비스듬히 위를 향해 태양혈을 지나 정수리까지 누르며 이동한다. 총 9회 반복.

◎ 관자놀이를 살필 때 확인해야 할 것

관자놀이는 족소양경근이 지나는 부분에 있다. 이 경근은 간과 관련이 있어서 간이 화항하거나 혈압이 높아지면 관자놀이의 혈관이 툭툭 뛴다. 이 부분의 혈관은 뇌경색, 뇌혈전, 뇌출혈 등을 일으키기도 하므로 매우 중요한 부분이다. 뇌중풍에 걸린 환자는 눈이 완전히 감기지 않거나 입꼬리가 처지는 등의 증상이 있다. 뇌중풍의 증상은 노화가 최고조에 달했을 때의 모습이라고 할 수 있다. 그러므로 얼굴에 입 처짐의 전조로 보이는 현상이 출현했다면 반드시 주의를 기울여 치료해야 한다!

1. 귓바퀴 뒤를 확인하라

손가락으로 귓바퀴가 시작되는 곳에서부터 귀 뒤로 귀 뒤의 높은 뼈인 유돌까지 눌러 보면 주변보다 약간 높은 근육이 느껴진다. 이 근육을 꼼꼼히 눌러 보았을 때 다른 곳보다 유달리 높고 멍울이 느껴지는 곳이 있다면, 그 부분의 경근이 막힌 것이다. 이런 경우, 대부분 같은 쪽 귀에 이명이 있다.

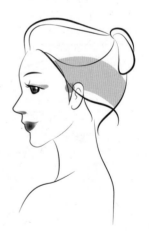

2. 유돌 주변의 근육을 확인하라

유돌의 앞에는 족양명경근, 뒤에는 족태양경근이 지나간다. 또 바로 위에는 족소양경근이 지나간다. 특히 족소양경근에 문제가 발생하면 유돌 주변의 근육이 매우 긴장되어서 눈과 눈썹이 처질 수 있다.

◎ 태양혈을 풀어 주는 경근 마사지

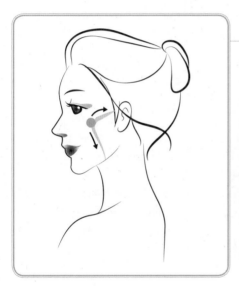

1. 광대 위아래로 누르기

오른쪽을 마사지할 때는 왼손 검지로 오른쪽 광대의 가장 높은 곳을 누른다. 이 상태에서 오른쪽 검지로 광대의 가장 높은 곳에서부터 바깥쪽 눈언저리를 향해 위로 죽 밀어 올린다. 총 6회 반복. 그런 다음, 다시 오른쪽 검지로 광대의 가장 높은 곳에서부터 곧장 아래턱까지 밀어 내린다. 총 6회 반복. 왼쪽을 마사지할 때는 방향을 바꾼다. 눈 주위의 피부는 매우 약하므로 부드럽게 마사지한다.

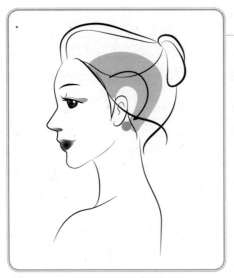

2. 귀 뒤 누르기

양 검지, 중지, 약지로 귓바퀴가 시작되는 곳에서 귓바퀴를 따라 귀 뒤로 유돌까지 누르며 이동한다. 총 9회 반복. 귀 뒤의 높은 근육이 가능다면 엄지만으로 마사지한다.

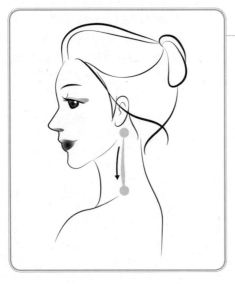

3. 유돌 누르기

양 손바닥 끝으로 유돌을 꾹 누른 다음, 곧장 아래로 어깨까지 밀고 내려간다. 총 9회 반복.

◎ 광대를 풀어 주는 경근 마사지

눈 아래와 광대 위 사이를 아래 눈꺼풀이라고 부른다. 눈 아래가 마치 물주머니처럼 불룩한 사람은 바로 그 부분이 아래 눈꺼풀이다.

손가락 끝으로 이 부분을 만져 보면 마치 아기 피부 같은 촉촉함과 탄력이 느껴질 것이다. 그러나 다한증, 설사, 구토 등의 이유로 체내의 수분이 대량 빠져나가면 이 부분이 살짝 꺼진다. 그러면 눈이 평소보다 커 보이지만 이것은 사실 체액 부족, 세포의 수분 함량 감소, 피부 수축의 결과이니 좋은 일이 아니다. 아래 눈꺼풀은 얼굴에서 수분 함량이 가장 많고, 콜라겐 단백질이 풍부한 부분이다. 그러나 나이가 들면서 체내의 수분 함량이 줄어들면 이 부분이 탄력을 잃고, 쪼그라들며 주름이 생긴다. 이 부분의 변화는 무척 미세해서 하루하루 변화하는 정도를 알아채기가 몹시 어렵다. 경험이 아주 많은 마사지사는 이 부분을 보고 나이를 파악할 수 있다.

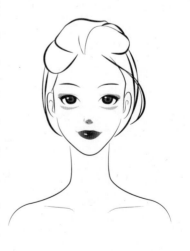

아래 눈꺼풀은 비순근, 광대뼈 근육과 관련이 있다. 특히 비순근이 수분과 탄력을 잃고 쪼그라들면, 가장 먼저 아래 눈꺼풀의 바깥쪽 1/3이 처진다! 이때 노화로 위아래 눈꺼풀을 연결하는 섬유마저 끊어진다면 위 눈꺼풀은 위로, 아래 눈꺼풀은 아래로 각각 향하게 된다. 나이가 들어서 눈이 더 커져 보이는 것은 바로 이 때문이다. 심한 경우는 얼굴이 마비되어 눈이 감기지 않거나 위아래 눈꺼풀이 따로 움직이기도 한다.

아래 눈꺼풀의 변화는 매우 미세해서 눈으로 관찰하기 어렵지만, 조금이라도 처지는 것 같으면 바로 마사지를 시작해야 한다! 정확한 마사지법만 익힌다면 노화를 늦출 수 있다! 물론 매우 심각한 상황, 예를 들어 안면 마비 같은 상황이라면 의사를 찾아가야 한다. 이런 경우만 아니라면 경근 마사지만으로도 머리에 기혈의 소통이 원활해지게 할 수 있다.

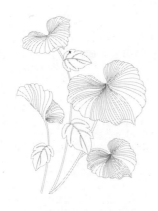

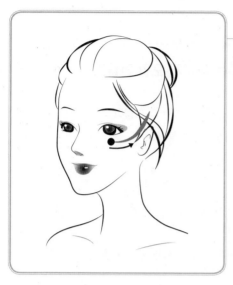

1. 광대 누르기

양 검지로 광대의 가장 높은 부분에서 태양혈 아래를 지나 머리카락이 난 부분의 뒤까지 죽 누르며 이동한다. 총 6회 반복. 만약 광대 위, 즉 아래 눈꺼풀에 이물감이 느껴지면 총 12회 반복한다.

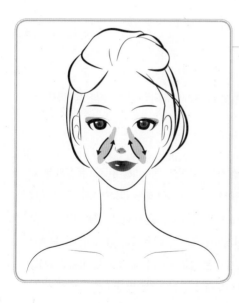

2. 비순근 누르기

비순근은 팔자 주름과 평행으로 뻗은 근육이다. 양 검지로 콧부리와 눈 안쪽에서부터 콧방울 옆을 지나 지창혈까지 누르며 이동한다. 지창혈은 입꼬리 옆에 있다. 총 10~20회 반복. 멍울이 있는 것 같으면 영향혈(迎香穴)을 1분 동안 지압한 다음에 마사지한다. 영향혈은 양쪽 콧방울 옆에 있다. 비순근은 비장과 위 기능이 저하되면 탄력을 잃는다. 그럴 때는 침구 치료를 병행하면 비장과 위를 다스리고 노화의 속도를 늦추는 데 더욱 효과적이다.

어혈을 풀어 주는 마사지 오일 만들기

막힌 혈맥을 뚫고 잘 소통하게 하는 데 도움이 되는
마사지 오일을 직접 만들어 보자.

만드는 법

1. 사프란(saffron) 100g, 천산갑(穿山甲) 150g, 단향(檀香) 150g, 호제비꽃 250g을 함께 갈아서 가루로 만든다.
2. 1의 가루와 올리브유 혹은 참기름 50g을 유리병에 넣어 잘 섞은 다음, 일주일 후에 사용한다.
3. 사프란은 가격이 비싸고 구하기도 어렵지만, 그렇다고 해서 홍화(紅花)로 대체하는 것은 바람직하지 않다. 두 가지의 효능이 크게 다르기 때문이다.

이 마사지 오일로 마사지해 보자!

두피 누르기

양손의 다섯 손가락을 쫙 펴서 양쪽 눈썹 꼬리에서 머리 뒤로 외후두융기까지 누르며 이동한다.

족태양경근 제자리로 돌려놓기

오른쪽 검지, 중지, 약지로 두피의 상태를 느끼면서 정수리를 누르고 문질러 본다. 이때 두피가 얇고 울퉁불퉁하거나 아픈 곳이 없다면 매우 건강한 사람이다. 두피가 조금 두껍고 눌렀을 때 통증이 느껴지는 경우도 그다지 나쁜 상황은 아니다. 오히려 세게 눌렀는데 아무런 통증이 없다면 심각한 상황이다. 이런 사람은 독맥과 족태양경근이 서로 만나지 못하고 분리된 상태다. 정수리 마사지는 5회를 1세트로 해서 증상이 가벼우면 총 3세트 반복하고, 증상이 심하면 총 6세트 반복한다.

이 장에서 소개하는 경근 마사지는 다음과 같은 효과가 있다.

① 처진 눈을 바짝 올려 주고 눈매를 길게 한다.
  불룩 튀어나온 눈 밑 지방과 눈 주위의 지방 알갱이를 없앤다.

② 눈썹을 바짝 올려 주어 우울해 보이는 얼굴을 개선한다.

③ 편두통과 가벼운 이명을 치료하고, 뭉친 목 근육을 풀어 준다.

④ 기미를 예방, 치료한다.

⑤ 눈 주위의 자잘한 주름을 없애고, 피부를 밝게 하며, 다크서클을 개선한다.

촉촉하고 밝게 빛나는 아름다운 눈은 건강한 신체와 즐거운 마음에서 자연스레 나오는 것이다. 하지만 눈이 아무리 아름답다고 해도 늘 울상을 짓고 있다면 무슨 소용이 있겠는가? 중국인들은 인터넷상에 글을 쓰거나 문자 메시지를 보낼 때 '밝을 경(囧)' 자를 써서 '우울함, 슬픔, 속상함' 등을 표현한다. 글자의 모양이 꼭 울상 지은 얼굴과 비슷해서다. 다음 페이지의 고양이를 한 번 보자. 눈썹과 눈이 모두 아래로 처져서 우울함과 걱정이 가득하고 도무지 귀여운 구석이라고는 찾아볼 수 없다. 이것은 아니다! 정말 아니다!

현대의 많은 여성이 매일 아침 화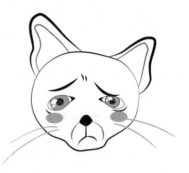장할 때 아이라인의 꼬리가 위를 향하도록 그릴 것이다. 이렇게 하면 눈이 더 또렷하고 예쁘며 젊어 보인다. 하지만 우리가 어렸을 때는 이렇게 그리지 않아도 눈꼬리의 연장선이 언제나 위를 향해 있었다.

나이가 들면 수면 부족, 얼굴의 부기, 자외선, 근시, 난시 등의 이유로 눈 주위의 피부가 점점 탄력을 잃는다. 쌍꺼풀이 있는 사람은 눈의 노화가 더 일찍 시작된다. 곱고 어여쁘던 두 눈은 점차 예전의 반짝임을 잃고 우울해 보인다. 심지어 나이 들어 보이기까지 한다. 우리는 눈꼬리를 잡아당기는 지구의 인력과 싸움을 벌여야 한다. 어떻게 해서든 아름다운 눈꼬리의 각도를 유지해야 한다! 파이팅!

주변 사람들을 자세히 관찰해 보면 눈꼬리가 처지는 것과 나이는 큰 관계가 없다는 것을 알 수 있다. 나이 든 여배우들은 다른 부분은 몰라도 눈꼬리만큼은 처지지 않도록 신경 쓴다. 이것만으로도 제 나이보다 훨씬 젊고 아름다워 보이기 때문이다. 이와 달리 보통사람들은 삼사십 대에 벌써 눈 처짐이 시작된다. 어째서일까? 왜 우리는 여배우들과 다른 것일까? 바로, 그녀들은 특별한 시술을 받고 매일 정성 들여 피부를 관리하기 때문이다.

'난 유명한 스타도 아니고, 시술을 받을 여유 따위 없어. 비싼 피부 관리를 받을 돈도, 시간도, 에너지도 없다고!'라는 생각이 들 것이다. 하지만 우리도 아주 약간의 노력만으로 그녀들처럼 아름다워질 수 있다. 분명히 가능하다. 그저 아주 조금 부지런해지기만 하면 된다. 사실 우리는 생활 스타일과 건강 면에서 여배우들보다 피부를 가꾸는 데 유리하다. 그녀들처럼 밤낮없이 이곳저곳 바쁘게 옮겨 다니며 촬영하거나 공연하느라 잠이 부족하지도 않고, 공식 행사에 참석해서 계속 밝은 기색을 보이느라 몸과 마음이 지칠 일도

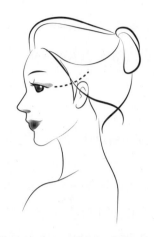

없다. 다시 말해, 우리는 신장의 기혈이 크게 소모될 일이 그다지 많지 않다. 같은 나이의 두 사람을 비교할 때, 신장의 기혈이 충분하고 머리를 통하는 경락이 잘 소통될수록 젊어 보인다. 예를 들어 나이와 건강이 비슷해도 편두통이 있는 사람은 더 나이 들어 보인다. 편두통은 머리의 경락이 잘 소통되지 않아서 생기기 때문이다.

여배우들은 얼굴을 가꾸는 데 매우 공을 들인다. 매일 각종 마사지를 받아서 기혈이 잘 통하도록 한다. 이런 노력 끝에 건강은 어떨지 모를지언정 얼굴의 윤곽만큼은 아름다운 상태를 유지하는 것이다. 그러므로 그녀들보다 생활 스타일과 건강 면에서 피부 상태를 유지하는 데 더 유리한 우리가 약간의 노력만 더한다면 더 나은 효과를 얻을 것이 분명하다. 얼굴에서 가장 중요한 부분이 바로 눈이다! 청춘의 눈빛, 매혹적인 눈빛, 사람의 마음을 움직이는 눈빛……. 아름다운 눈이야말로 미인의 결정적인 무기다!

아름다운 눈매를 망치는 눈 처짐의 원인은 무엇일까?

첫째, 족소양경근이 막히거나 제자리를 벗어났기 때문이다.

둘째, 눈 주위의 경근에 영양이 부족하기 때문이다. 여성은 간, 남성은 신장에 기혈이 부족하면 경근에 영양이 잘 공급되지 않는다.

◎ step 01. 상태 진단하기

거울을 보면서 앞머리를 쓸어 올려 이마를 드러내 보자. 아무런 표정도 짓지 않은 채 눈 주위, 특히 바깥쪽 1/3을 꼼꼼히 관찰하자. 피부의 결과 자잘한 주름들의 방향을 살핀다. 1분 동안 관찰하고, 아래의 질문에 대답해 보라.

A. 아무런 표정을 짓지 않았을 때, 눈 주위에 자잘한 주름이 뚜렷한가?

B. 아무런 표정을 짓지 않았을 때, 바깥쪽 눈언저리의 잔주름이 관자놀이를 향하는가?

C. 아무런 표정을 짓지 않았을 때, 양쪽 눈이 동일 선상에 있는가?

D. 미소를 짓거나 눈을 가느다랗게 떴을 때, 양쪽 아래 눈꺼풀이 대칭을 이루는가?

E. 아무런 표정을 짓지 않았을 때, 한쪽 눈이 처졌는가?

F. 아무런 표정을 짓지 않았을 때, 양쪽 눈이 처졌는가? 바깥쪽 눈언저리의 잔주름을 연결한 선이 이병 위보다 낮은가?

질문 A에 대한 대답이 'No'라면, 당신은 스물다섯 살 때의 피부를 유지하고 있다. 콜라겐 단백질이 아직 충분하며, 오장육부에 기혈과 영양이 충분하다.

질문 A와 B에 대한 당신의 대답이 모두 'Yes'라면, 관자놀이 부분의 족소양경근이 막혔거나 제자리를 벗어난 것이므로 주의해야 한다. 이것은 모든 연령대에서 흔히 보이는 현상이다.

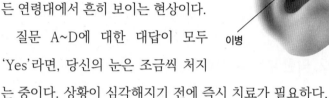

질문 A~D에 대한 대답이 모두 'Yes'라면, 당신의 눈은 조금씩 처지는 중이다. 상황이 심각해지기 전에 즉시 치료가 필요하다.

질문 A~E에 대한 대답이 모두 'Yes'라면, 당신은 눈이 처졌을 뿐만 아니라 처진 눈과 같은 쪽에 편두통과 이명이 있다. 당장 치료하지 않으면 고질병이 될 수 있다.

질문 A~F에 대한 대답이 모두 'Yes'라면, 현재 당신의 얼굴은 '밝을 경(冏)' 자처럼 보인다. 젊은 사람이라면 신장의 기혈이 부족해서 뇌에 영양이 잘 공급되지 않는 상황이다. 그래서 얼굴 전체의 경근이 느슨해지고 제자리를 벗어났다. 이런 사람은 눈이 처진 것은 둘째 치고, 몸 전체의 영양이 부족하고 기능이 저하된 것이 더 큰 문제다. 이런 경우 경근 마사지로는 별 효과를 얻을 수 없다. 설령 마사지로 눈 처짐을 어느 정도 개선했다고 하더라도, 분명히 얼마 지나지 않아 다시 처질 것이다. 특히 아직 서른다섯 살이 넘지 않은 사람이라면 다음의 문제가 있지는 않은지 반드시 확인해 보아야 한다.

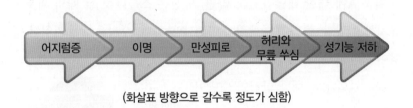

(화살표 방향으로 갈수록 정도가 심함)

가장 중요한 것은 초기에 치료하는 것이다. 그래야만 병이 생기는 것을 막거나 이미 생긴 병의 상태를 완화할 수 있다.

◎ step 02. 막힌 부분 찾아내기

눈이 처지는 이유는 무척 많다. 선천적으로 신장이 약하거나 고혈압, 피로, 스트레스 과다 등의 원인이 모두 우리의 눈을 처지게 한다. 눈 처짐은 눈과 이마 양쪽의 머리카락이 난 부분의 사이, 다시 말해 관자놀이 부분을 지나는 족소양경근과 관계가 있다. 경근이 막혀서 기혈이 원활하게 소통되지 않으면 그 부분을 눌렀을 때 멍울이 만져지고 통증이 느껴질 것이다.

◎ step 03. 경근과 경맥 마사지하기

마사지를 실천하기 전에 기혈이 원활히 운행하도록 돕는 데 효과적인 마사지 오일이나 크림을 준비한다. 사프란이나 박하가 첨가된 것이 좋다.

1. 마사지 부위, 방향 및 순서

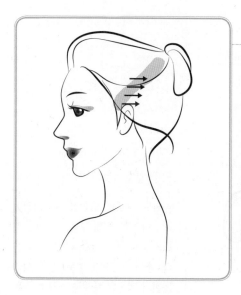

1. 전근 옆으로 누르기

전근(巓筋)은 귀밑머리에서부터 비스듬하게 뒤쪽 위로 향해 백회혈 뒤쪽으로 약 3㎝인 곳까지 뻗은 근육이다. 백회혈은 정수리 한가운데에 있다. 눈이 처지기 시작하면 같은 쪽 관자놀이를 지나는 전근이 제자리를 벗어나고 팽창한다. 양 손바닥 끝으로 전근을 따라 그림의 화살표 방향으로 눌러가며 이동한다. 총 9회 반복. 매끄럽지 못한 느낌이 들면 총 12회 반복한다.

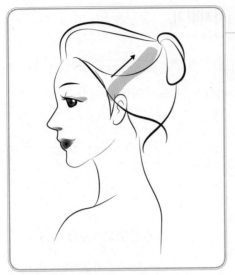

2. 전근 누르기

양 엄지로 귀밑머리에서부터 사선 방향으로 전근을 따라 누르며 이동한다. 총 9회 반복.

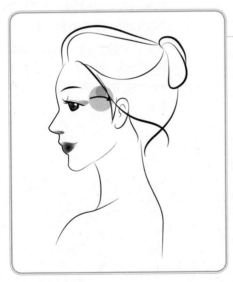

3. 태양혈 누르기

손바닥 끝으로 바깥쪽 눈언저리에서부터 뒤를 향해 태양혈을 지나 머리카락이 난 곳까지 누르며 이동한다. 손이 부드럽게 이동하는지 확인하면서 멍울이 느껴지면 풀어 주는 느낌으로 마사지한다. 특히 눈꼬리에서 뒤쪽으로 3cm인 부분에 멍울이 생기기 쉽다. 총 6회 반복. 통증이 느껴지면 총 12회 반복한다.

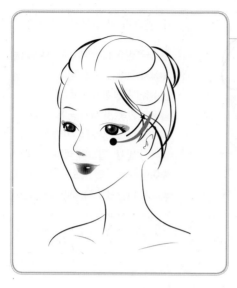

4. 광대 누르기

검지로 광대의 가장 높은 부분에서 뒤를 향해 태양혈 아랫부분을 지나 머리카락이 난 부분까지 누르며 이동한다. 총 6회 반복. 눈언저리를 지날 때 부드러운 느낌이 들지 않으면 총 12회 반복한다.

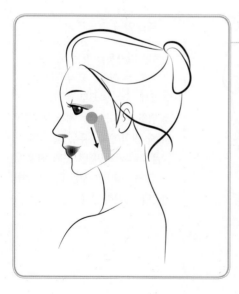

5. 광대 아래로 누르기

왼쪽을 마사지할 때는 거울을 보고 얼굴을 오른쪽으로 30~40° 돌린 채 오른손 검지로 왼쪽 광대의 가장 높은 부분을 꾹 누른다. 그 상태에서 왼손 엄지로 광대의 가장 높은 부분에서부터 아래턱까지 밀어 내린다. 오른쪽을 마사지할 때는 방향을 바꾼다. 손가락에 힘을 세게 주고, 멍울을 풀어 준다는 느낌으로 아주 천천히 마사지한다.

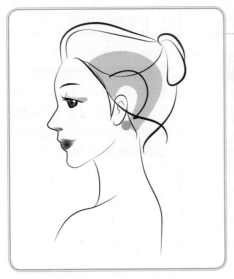

6. 귓바퀴 뒤 누르기

손바닥 끝으로 귓바퀴가 시작되는 곳에서 귓바퀴 뒤를 따라 귀 뒤의 높은 뼈인 유돌까지 누르며 이동한다. 총 9회 반복. 마사지 중에 귀에서 소리가 날 수도 있으나, 이명이 아니니 놀라지 말자. 혈관의 벽이 눌렸다가 놓이면서 혈류의 속도가 갑자기 빨라져서 나는 소리다. 이럴 때는 엄지로 마사지한다. 총 6회 반복.

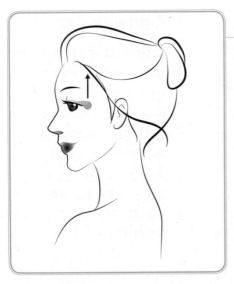

7. 족태양경근 누르기

왼쪽을 마사지할 때는 오른손 검지로 왼쪽 눈꼬리를 꾹 누른다. 그 상태에서 왼손 엄지로 눈꼬리에서부터 위를 향해 눈썹을 지나 두유혈까지 죽 밀어 준다. 두유혈은 이마의 양끝 머리카락이 난 곳의 위에 있다. 오른쪽을 마사지할 때는 방향을 바꾼다. 총 9회 반복.

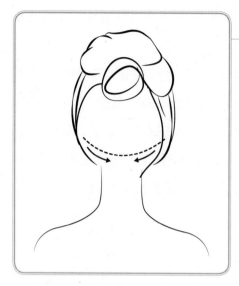

8. 외후두융기 누르기

양 엄지로 유돌에서 외후두융기를 따라 누르며 이동한다. 총 6회 반복.

3. 마사지 강도 및 횟수

눈 처짐이 나타난 후 시간이 오래되면 관자놀이에 멍울이 생긴다. 이 부분을 마사지할 때는 힘을 빼고 가볍게 문지르며 멍울을 풀어 주어야 한다. 이렇게 하면 멍울도 풀고 자리를 벗어난 경근도 제자리로 돌려놓을 수 있다. 이때 손가락에 세게 힘을 주어 마사지하면 혈관이 자극되어 일시적으로 혈류의 속도가 빨라져서 뇌에 혈액이 잘 공급될 수 있다. 그러나 그렇게 하면 힘들고 아프기만 할 뿐 경근을 근본적으로 치료하는 것이 아니다!

눈은 신체 기능이 저하되고 기혈이 부족하면 처진다. 그러므로 자신의 눈이 처진 것 같으면 당장 생활 방식, 심리적 상황, 생리 기능 등을 점검해 보아야 한다. 이런 상태를 방치하면 탈모, 어지럼증, 이명, 허리와 무릎 결림, 남성 발기부전, 여성 불임, 신장 관련 질병 등이 발생할 수 있다.

일시적으로 땀을 많이 흘리거나 구토, 설사 등을 겪은 후에 눈이 커지거나 처져 보일 수도 있다. 이런 경우는 노화가 원인이 아니므로 몸이 건강해지면 눈도 금세 원래대로 돌아오므로 걱정할 필요 없다. 서른에서 서른다섯 살에 벌써 눈이 처지기 시작했다면, 신체의 다른 부분도 곧 노화의 징후가 보일 것이다. 그렇다면 몸을 보양해서 노화의 속도를 최대한 늦춰야 한다.

◎ 팔자 눈썹 개선

고대 중국 여성들은 대부분 팔자 눈썹이었다. 이는 한(漢)나라 시대의 황제인 무제(武帝)의 눈썹이 '여덟 팔(八)' 자 모양이었기 때문이다. 그 후 풍류를 즐긴 당(唐)나라 현종(玄宗) 시대에는 팔자 눈썹이 더욱 널리 유행했다. 명나라 시대의 양신(楊愼)은 〈단연속록·십미도(丹鉛續錄·十眉圖)〉에 이러한 기록을 남겼다. "당과 명의 황제가 화공에게 십미도를 그리라 하시었다. 그것은 원앙미(鴛鴦眉), 소산미(小山眉), 오악미(五嶽眉), 삼봉미(三峯眉), 수주미(垂珠眉), 월능미(月稜眉), 분초미(分梢眉), 함연미(涵煙眉), 불운미(拂雲眉), 도훈미(倒暈眉)다."

이 열 가지 눈썹 모양 중에서 고대 중국인들이 가장 좋아한 것은 원앙미, 바로 팔자 눈썹이다. 그들은 매일 눈썹의 머리는 위로, 꼬리는 아래로 향하도록 정성스레 눈썹을 그렸다. 또 눈썹 머리는 아주 얇고 가

늘지만 짙게 그렸고, 눈썹 꼬리는 굵고 옅게 그렸다. 그러나 지금은 이런 팔자 눈썹이 전혀 환영받지 못한다. 현대에 아름답다고 여겨지는 눈썹 모양은 눈의 곡선보다 완만하게 구부러진 곡선이어야 한다. 눈썹 머리는 눈 안쪽의 바로 위에서 시작되고, 미간은 눈 하나가 들어가는 정도의 간격이어야 한다. 눈썹산은 또렷하며 눈썹의 2/3 지점에 있어야 한다. 또 눈썹 꼬리의 맨 끝과 눈썹 머리가 동일 선상에 있어야 한다. 마지막으로 눈썹이 전체적으로 위를 향하며, 눈썹 꼬리는 한데 모여서 깨끗하게 마무리되어야 한다. 이런 눈썹은 독립적이고 유능하며 자신감 넘치는 현대 여성을 상징한다.

팔자 눈썹은 눈썹 꼬리가 아래로 처진 눈썹 모양을 말한다. 정도가 심하지 않으면 인상이 부드러워 보일 수 있지만, 자칫 근심이 가득한 '울상'으로 보이기 쉽다. 어느 책에서 이런 글을 본 적이 있다. "눈썹은 마치 캔버스 같다. 눈의 투명한 아름다움을 드러내는 것이 바로 눈썹이다. 완벽하게 아름다운 눈썹은 통통 튀는 음표처럼 그 사람의 희로애락을 연주해낸다. 아름답지 않은 눈썹은 기쁨이나 행복이 부족한 사람으로 보이게 한다."

단순히 눈썹 모양이 미운 것이라면 눈썹 정리나 화장으로 얼마든지 수정할 수 있다. 그러나 미릉근에 문제가 생겼다면 아무리 눈썹을 다듬고 아이브로우로 정성 들여 모양을 그린다고 해도 소용이 없다. 이런 경우는 눈썹 꼬리뿐만 아니라 눈, 이마, 귀, 관자놀이 주변의 근육이 모두 변해서 눈의 윤곽 전체가 달라진 것이기 때문이다.

신장이 양허해서 족태양경근, 족소양경근이 제자리를 벗어나면 눈썹이 처지기 시작한다. 신장의 양허는 주로 음기가 많은 여성에게 생긴다. 그래서 남성은 눈썹이 잘 처지지 않는다. 신장의 양허가 심해지면 눈썹이 처져서 우울해 보일 뿐만 아니라 실제로 정신적으로 우울함을 느낄 수도 있다.

모든 여성의 눈썹 꼬리가 일률적으로 위를 향해야 한다는 것은 절대 아니다. 사람들은 모두 얼굴형이 다르므로 각자에게 맞는 눈썹 모양이 있다. 눈썹을 극도로 섬세하게 그릴 필요는 없다. 그저 얼굴형과 잘 어우러지게 하면 된다. 아리땁고 부드러운 이미지, 유능하고 똑똑한 이미지 등 어떤 것이든 상관없지만, 절대 걱정스럽거나 괴로워 보여서는 안 된다!

처진 눈썹은 눈에 아주 잘 띈다. 머리카락을 뒤로 빗어 넘기고 아무런 표정을 짓지 않은 채 눈썹 형태를 관찰해 보자.

A. 눈썹산이 눈썹 머리보다 높은가? 눈썹 꼬리가 눈썹 머리보다 약간 낮은가? 눈썹 위쪽의 피부가 불룩 솟았는가?

B. 눈썹산이 눈썹 머리와 동일 선상에 있는가? 눈썹 꼬리가 처졌는가?

질문 A에 해당하는 사람은 심각한 상태가 아니다. 미릉근이 살짝 솟았지만 아직 자리를 벗어나지는 않았다. 하지만 이것은 팔자 눈썹으로 변화하는 초기 상태다. 그러므로 어서 치료해서 더 이상 발전되지 않도록 해야 한다. 이럴 때는 위 눈두덩을 꾹 눌러 마사지한다.

질문 B에 해당하는 사람은 미릉근이 제자리를 벗어났다. 아마 눈꼬리에 잔주름이 생겼고 눈 전체의 윤곽도 변했을 것이다. 이 경우 다음과 같이 마사지한다.

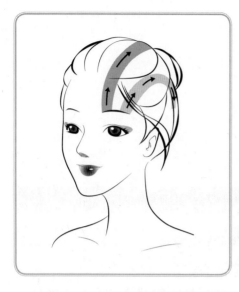

1. 양 검지와 중지로 눈썹 머리를 12회 세게 문지른다. 이어서 눈썹 머리에서 위를 향해 정수리까지 죽 밀어 올린 후 12회 세게 문지른다. 그리고 다시 외후두융기까지 누르며 이동한다. 그림의 짙은 선이 손가락의 이동 경로다. 전체 과정을 총 3~6회 반복한다.

2. 양 검지와 중지로 눈썹 꼬리에서 비스듬하게 위로 관자놀이를 지나 외후두융기까지 누르며 이동한다. 힘은 세게 하고, 속도는 매우 천천히 한다. 그림의 옅은 선이 손가락의 이동 경로다. 총 9회 반복.

눈썹 처짐이 심각한 사람은 이 밖에도 제1장 이마 주름에서 소개한 눈썹 누르기, 미릉근 누르기, 독맥 누르기를 각각 10회씩 병행한다. 매일 꾸준히 마사지하면 뚜렷한 효과를 볼 수 있다.

여성은 선천적으로 음에 속하기 때문에 찬 성질이 있고 신장의 양기가 부족하다. 신장에 차가운 기운이 닿으면 노화의 속도가 빨라지므로, 추운 겨울에는 항상 몸을 따뜻하게 해야 한다.

제10장
근시
– 모든 이의 걱정거리

> **이 장에서 소개하는 경근 마사지는 다음과 같은 효과가 있다.**
>
> ① 시력을 보호하고, 근시를 예방하고 치료한다.
>
> ② 눈동자가 돌출되는 것을 방지한다.
>
> ③ 눈의 피로를 풀고, 두 눈을 밝게 하며, 눈 주위의 피부와 근육의 상태를 개선한다.
>
> ④ 장기간 안경을 착용해서 변화한 얼굴형의 윤곽을 아름답게 만든다.

중학교에 다닐 때 우리 반에는 안경을 쓰지 않은 친구가 적었다. 그 중에 내가 제일 시력이 좋아서 1.5였고, 서너 명 정도가 1.0이었으며, 나머지는 거의 0.4~0.8이었다. 당시 나는 친구들이 착용한 다양한 안경을 보면서 무척 부러워했다. 종종 예쁜 안경을 빌려서 써 보기도 했던 것이 기억난다. 나는 안경 쓴 친구들이 부러웠고, 안경 쓴 친구들은 나를 부러워했다. 내 시력은 지금도 '전설의 1.5'다! 최근에 나는 자외선을 차단하기 위해 도수 없는 안경을 맞췄다. 예쁜 안경을 착용하고 싶어 하던 소녀 시절의 소망을 마침내 이룬 것이다.

주변을 둘러보면 안경을 쓰지 않은 사람이 별로 없을 것이다. 왜 이렇게 많은 사람이 근시인지 생각해 본 적 있는가? 현대에는 근시안이 정상이고 오히려 나 같은 사람이 비정상일까? 나는 이 책의 공저자인 황쯔펑 선생님을 만나고 나서 내가 시력 1.5를 유지하는 비결을 알게 되었다. 어렸을 때 나는 머리 감는 것을 무척 싫어했다. 엄마는 이런 나를 억지로 끌고 가서 마치 삽바를 잡듯이 내 머리카락을 쥐고는 마구 문질러 감겨 주었다. 이런 방식이 어느새 익숙해져서 성인이 된 지금도 나는 머리를 감을 때마다 그야말로 '과격하게' 문지른다. 그래야만 머리가 깨끗해진 느낌이 들기 때문이다! 그런데 뜻밖에도 이렇게 머리를 세게 문지르는 것이 내 시력의 비결이었다! 황 선생님은 -10 이상의 고도 근시를 제외한 일반 근시는 충분히 예방할 수 있다고 말했다. 근시가 있는 사람은 청소년기에 머리를 지나는 족태양경근, 독맥, 족소양경근이 모두 막혔을 것이다. 그때 막힌 곳을 찾아 치료해서 경근이 잘 소통되게 했다면 금세 시력이 회복될 수도 있었다. 이런 근시를 '가성 근시'라고 한다. 실제로 많은 사람이 처음에는 가성 근시다. 그러나 경근이 막혔다가 뚫리는 일이 반복되던 중 아예 막혀 버리면서 '진성 근시'가 되는 것이다. 근시가 된 사람들은 안경이나 콘택트렌즈를 사용해야 한다. 어울리는 안경을 쓰면 얼굴이 더욱 돋보일 수도 있지만, 무척 불편한 것이 사실이다. 가장 큰 문제는 안경을 장기간 착용하면 빛의 굴절 때문에 눈이 돌출된다는 점이다! '돌출 눈'은 우리가 반드시 피해야 하는 상황이다! 반드시 그 싹부터 잘라 없애야 한다!

다음에 소개하는 마사지는 심하지 않은 근시, 또는 안경을 쓴 지 얼마 되지 않은 사람에게 더욱 효과적이다. 가장 중요한 점은 꾸준히 실천하는 것이다. 꾸준히 하지 않으면 근본적으로 치료할 수 없다.

중의학에서는 청소년기의 근시와 성인의 -5 이하 근시는 진성 근시가 아니고 머리의 경근에 문제가 생겨서 나타난다고 본다. 시력이 저하되기 시작하면 가장 먼저 미릉근이 불룩 솟고, 이어서 족태양경근과 족소양경근이 차례로 막히거나 제자리를 벗어난다. 이때 귓바퀴나 콧방울 주위를 만져 보면 멍울이 느껴지거나 딱딱하고, 아프다.

2009년 10월의 어느 날, 중국의 원자바오(溫家寶) 총리가 베이징 35 중학교의 수업을 참관했다. 나는 이를 보도한 여러 매체의 사진을 보다가 총리 옆에 앉은 학생 여섯 명 중에 다섯 명이 안경을 쓴 점에 주목했다. 안경을 쓰지 않은 한 학생은 고개를 푹 숙이고 있었다. 나는 '혹시 이 아이가 안경을 가져오는 것을 잊어버린 건 아닐까?' 하고 생각했다. 이 학생을 제외하더라도 그 작은 사진 속에서 근시의 비율은 무려 83.33%나 되었다! 황 선생님이 이런 이야기를 한 적이 있다. "예전에 비행사를 뽑을 때는 시력이 1.0 이상인 사람만 지원할 수 있었어. 하지만 지금은 모두 안경을 착용하니 이 기준에 맞추는 건 거의 불가능해졌지. 그래서 하는 수 없이 교정 시력, 그러니까 안경을 쓰고 측정한 시력 0.8 이상으로 규정을 바꾼 거야. 우리 책의 감수를 맡아 주실 왕원취안 선생님은 이제 곧 여든이셔. 평생 근시가 없었을 뿐만 아니라 지금도 돋보기를 쓰지 않으시지. 이런 노인도 안경을 쓰지 않는데 대체 지금의 어린이들은 어떻게 될 걸까? 나는 시력 보호, 근시 예방의 중요성을 일깨울 필요가 있다고 생각해. 어렸을 때부터 안경을 써서 돌출 눈이 되면 정말 속상한 일이잖아?" 그렇다. 많은 부모가 아이들의 시력을 되돌리기 위해 무언가를 해 보려고 하지만, 돈만 날리고 효과는 별로 얻지 못한다. 미용 서적인 이 책에서 근시와 관련된 내용을 다룬 것은 바로 이런 일이 없도록 하기 위해서다. 다음에 소개하는 마사지는 황쯔펑,

왕원취안 선생님이 오랫동안 연구하고 실천해서 효과를 거둔 것이다. 우리는 이 마사지법이 근시가 있는 많은 사람에게 널리 알려지길 바란다. 다만, 독자들은 아직 마사지 초보자이니 문제를 근본적으로 해결하기는 어려우며 시력이 약간 좋아지는 효과만 볼 수 있다. 특히 열두 살 이하의 어린이에게는 더욱 효과적이다.

자! 이제 위기에 빠진 두 눈을 구하고 아름다운 얼굴 윤곽을 만드는 방법을 살펴보자!

◎ step 01. 상태 진단하기

우선 자신의 상태를 정확하게 파악해야 한다. 거울을 보면서 앞머리를 쓸어 올려 이마를 드러내 보자. 아무런 표정을 짓지 않은 채 이마와 눈 주위를 1분 동안 자세히 관찰하고, 다음의 질문에 대답해 보라.

A. 아무런 표정을 짓지 않은 채 거울을 마주 보고 얼굴을 좌우로 45° 돌린다. 눈썹 위에 불룩 솟은 부분이 있는가?

B. 아무런 표정을 짓지 않은 채 옆모습을 관찰해 보자. 얼굴을 좌우로 45° 돌렸을 때 이마에 불룩 솟은 부분이 있는가?

C. 아무런 표정을 짓지 않은 채 오른손 검지로 오른쪽 눈썹 머리에서부터 위로 머리카락이 난 곳까지 죽 밀어 올려 보자. 왼쪽도 같은 방법으로 한다. 불룩 솟은 부분이 있는가?

D. 아무런 표정을 짓지 않은 채 오른손 검지로 오른쪽 눈썹 머리에서 비스듬히 위로 두유혈까지 죽 밀어 올려 보자. 두유혈은 이마의 양끝 머리카락이 난 곳의 위에 있다. 왼쪽도 같은 방법으로 한다. 불룩 솟은 부분이 있는가?

E. 아무런 표정을 짓지 않은 채 눈 아래와 바깥쪽, 관자놀이를 관찰해 보자. 피부의 색이 어두운가? 오른손 검지로 오른쪽 아래 눈꺼풀을 안쪽에서 바깥쪽으로 밀어보자. 이어서 옆 광대 위를 지나 머리카락이 난 곳까지 밀었을 때 멍울이나 통증이 느껴지는가? (반대쪽도 같은 방법으로 확인한다.)

F. 양 엄지로 양쪽 관자놀이를 눌렀을 때 멍울이 느껴지는가?

질문 A는 가장 흔한 경우다. 근시가 없는 사람도 밤을 새우거나 눈을 많이 사용하면 이런 증상이 나타난다.

질문 F는 가장 심각한 상황이다. 여기에 해당하는 사람은 신체의 기능이 전체적으로 저하되었다. 간과 신장이 음허하고 경근에 영양이 부족하며 기혈이 잘 운행되지 않는다.

질문 B에 해당한다고 해서 반드시 질문 A에 속하는 것은 아니다. 질문 A~F를 잘 확인하고 알맞은 마사지를 꾸준히 실천해야 한다.

안경을 쓰는 사람들은 피곤할 때 콧대 양쪽을 문지르는 습관이 있다. 처음 문지를 때는 약간 아프지만 문지르고 나면 훨씬 편안하다는 느낌이 들 것이다. 실제로 이렇게 콧대와 콧방울의 근육을 자주 마사지하면 매우 효과적으로 눈을 보호할 수 있다.

◎ step 02. 막힌 부분 찾아내기

위의 질문 A~F의 상황과 관련된 경근을 확인하자.

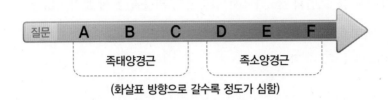

(화살표 방향으로 갈수록 정도가 심함)

족태양경근과 족소양경근은 오장육부의 기능이 저하되었을 때 반응하는 경근이다. 이 경근에 문제가 생기면 신장이 음허하고 간혈이 부족하다는 의미다. 간 기능 저하는 눈에서 가장 먼저 드러난다. 제3장 눈꼬리 주름에서 소개한 약선 음식은 음액을 보충해 주므로 근시를 예방하거나 치료할 때 먹어도 효과적이다.

스트레스를 많이 받고 자주 밤을 새우는 사람은 대부분 귀 뒤의 근육이 불룩 솟아 있다. 실제로 이 책을 쓰는 내가 그러하다. 나는 근시는 없지만 항상 컴퓨터와 책을 보며 스트레스도 적지 않다. 이런 상황들은 모두 음액이 부족해지게 한다. 하지만 사회와 동떨어져 살 수는 없으니 그런 상황에서 최대한 몸과 마음의 상태를 조절하는 수밖에 없다. 언제나 자신의 문제가 어디에 있는지 살피고, 발견하면 바로 교정해서 질병의 싹을 잘라야 한다!

◎ step 03. 경근과 경맥 마사지하기

1. 준비 작업

거울을 보면서 step1에서 언급한 부위를 관찰해 보자. 또 홍화 등 혈액 순환에 도움이 되는 성분이 함유된 마사지 오일이나 로션을 준비하자.

2. 마사지 부위, 방향 및 순서

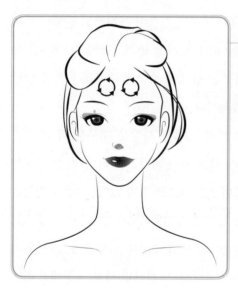

1. 양백혈 문지르기

손바닥 끝으로 양백혈을 문지른다. 양백혈은 눈썹 중앙에서 위로 2㎝ 올라간 곳에 있다. 조금 아픈 정도로 오른손은 시계 방향, 왼손은 시계 반대 방향으로 문지른다. 총 16회 반복. 이어서 손바닥 끝을 양백혈에서 양쪽 옆으로 머리카락이 난 곳까지 누르며 이동한다. 총 9회 반복.

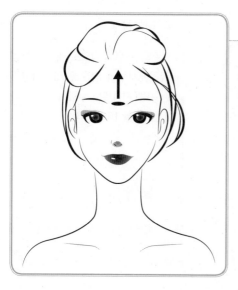

2. 인당 밀어 올리기

오른손 손바닥 끝으로 인당에서 신정혈(神庭穴)까지 밀어 올린다. 신정혈은 앞 머리카락이 난 부분에서 머리 뒤로 1~2cm인 곳에 있다. 총 9회 반복.

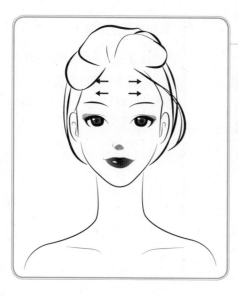

3. 이마 옆으로 밀기

양손의 새끼 두덩 혹은 손바닥 끝으로 이마 정중선에서부터 양쪽으로 머리카락이 난 곳까지 밀어 준다. 총 16회 반복. 관자놀이 부근을 지날 때 통증이 느껴지면 부드럽게 누르면서 문지른다.

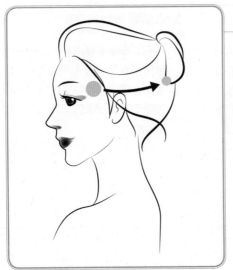

4. 태양혈 누르기

양손의 새끼 두덩으로 바깥쪽 눈언저리에서부터 옆으로 머리카락이 난 곳을 지나 뒤통수까지 누르며 이동한다. 총 16회 반복.

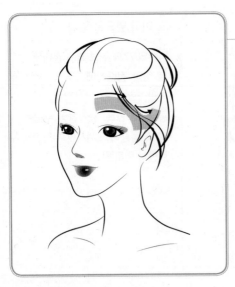

5. 미릉근 누르기

양 검지로 눈썹 머리에서 시작해 눈썹 꼬리를 지나 이마 양옆의 머리카락이 난 곳까지 누르며 이동한다. 총 16회 반복.

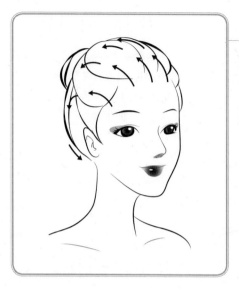

6. 두피 누르기

양손의 엄지를 제외한 네 손가락으로 앞 머리카락이 난 곳에서부터 정수리까지 누르며 이동한다. 총 32회 반복.

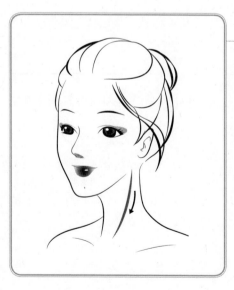

7. 목 쓸어 주기

왼쪽을 마사지할 때는 얼굴을 오른쪽으로 30~45° 돌리고 오른손 검지, 중지, 약지로 왼쪽 목을 쓸 듯이 지나간다. 아래턱뼈에서부터 쇄골 가운데 움푹 들어간 곳까지 마사지한다. 오른쪽을 마사지할 때는 방향을 바꾼다. 총 16회 반복.

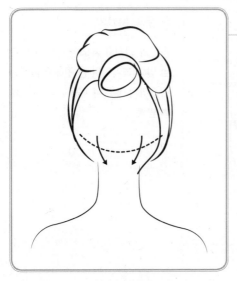

8. 외후두융기 눌러 내리기

양 엄지로 외후두융기를 따라 목을
향해 아래로 누르며 이동한다. 외후
두융기 전체를 누른 것을 1회로 해
서 총 16회 반복한다.

위의 여덟 가지 마사지를 꾸준히 실천하면 눈과 관련된 각종 질병을
예방하고 치료할 수 있다. 특히 청소년의 시력 저하를 막는 데 큰 효과
가 있다.

TIP ───

선천적인 약시나 유전적인 고도 근시는 위의 마사지법을 실천해도
뚜렷한 효과를 거두기 어렵다.

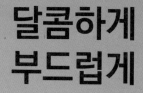

달콤하게
부드럽게

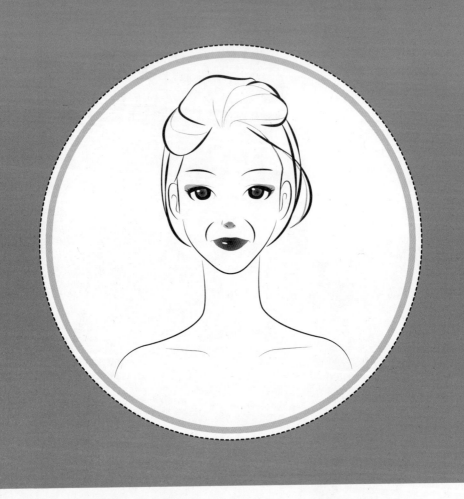

제4편 | 달콤하게 부드럽게

입술을 통통하게 하고, 입꼬리가 위로 향하게 한다.
얼굴의 표정을 다스리고, 입 주위의 피부를 밝히며,
아름답게 웃음 띤 얼굴을 만든다.

+

비뚤어진 얼굴을 바로잡고, 돌출된 입을 개선해서 얼굴형을 다듬는다.

+

입 주위의 자잘한 주름을 제거하고, 근육과 피부의 탄력을 높인다.

+

턱선을 날렵하게 해서 예쁜 얼굴 윤곽을 만든다.

+

깨끗하며 또렷한 입술선을 만든다.

이 편에서는 **입술을 통통하고 입체적**으로 만들고 **입꼬리의 처짐을 개선**하는 경근 마사지를 소개한다. 그 효과는 다음과 같다.

제11장
통통한 입술
– 매력적인 입술 만들기

이 장에서 소개하는 경근 마사지는 다음과 같은 효과가 있다.

① 통통한 입술을 만들고 입꼬리를 위로 향하게 한다.

② 입 주위의 자잘한 주름을 제거하고, 근육과 피부의 탄력을 높인다.

③ 돌출된 입을 개선한다.

④ 깨끗하며 또렷한 입술선을 만든다.

⑤ 얼굴의 표정을 다스리고, 입 주위 피부를 밝히며, 아름답게 웃음 띤 얼굴을 만든다.

'앵두 같은 입'을 동경하던 시대는 이미 지났다. 지금 가장 인기 있는 것은 줄리아 로버츠의 시원스러운 입이나 앤젤리나 졸리의 섹시하고 두툼한 입술이다! 하지만 입이 크든 작든, 입술이 두껍든 얇든 우리는 모두 아름다운 입매를 만들 수 있다. 화장품으로 입술의 색을 짙게 하거나 옅게 할 수도 있고, 각종 메이크업 기술을 동원해서 더 입체적으로 보이게 할 수도 있다. 하지만 아무리 좋은 화장품을 사용하고 어려운 기술을 발휘하더라도, 그렇게 만든 입술은 어딘가 부자연스럽고 무언가가 빠졌다는 느낌이 든다.

예쁜 입술은 아래에서 봤을 때 윗입술이 아랫입술보다 약간 얇아야 하며, 아랫입술을 덮듯이 아주 살짝 나와 있어야 한다. 양쪽 입꼬리는 위를 향하고, 윗입술은 활처럼 크게 둥근 것이 좋다. 또 윗입술이 콧구멍 사이의 코기둥과 90°를 이루는 것이 좋다. 입술선은 단정하고 깨끗해야 한다. 현대에 말하는 '앵두 같은 입'은 앵두같이 작은 것이 아니라 앵두를 물고 있는 듯이 통통한 입이다.

입술 주위는 족양명경근으로 덮여 있다. 족양명경근은 위와 관련이 있기 때문에 위에 기혈이 부족하면 이 경근이 늘어지면서 제자리에서 벗어난다. 요즘은 연령에 관계없이 대부분 여성이 깡마른 몸매를 목표로 다이어트를 한다. 온 힘을 다해서 먹는 것을 제한하고 불규칙한 식사를 하다 보니 위에 탈이 나는 경우가 허다하다. 그러면 금세 입 주위의 근육이 느슨해지고 제자리에서 벗어난다. 서른 살도 되기 전에 입술에 수분이 부족해서 쪼그라든 여성이 많다. 그렇게 되면 뒤늦게 수분을 아무리 공급해도 예전의 탄력과 윤기를 되찾기는 어렵다.

다음에 소개된 경근 마사지는 모든 연령대에 적합하다. 매일 꾸준히 실천하면 입술이 통통하고 윤기 있고 부드러워질 것이다.

1. 준비 작업

거울을 보면서 복수초(福壽草)가 함유된 마사지 오일로 입 주위를 닦는다.

2. 입 주위 마사지

다음에 소개하는 경근 마사지를 매일 실천하면 입술에 영양을 주고, 경근이 제자리에서 벗어나는 것을 방지할 수 있다.

1. 입둘레근과 입꼬리내림근 누르기

입둘레근은 입술 전체를 둥글게 감싸는 근육이고, 입꼬리내림근은 아랫입술의 밑을 지난다. 아래 입둘레근과 입꼬리내림근은 서로 겹치기 때문에 입꼬리내림근을 누르면 한 번에 두 근육을 마사지할 수 있다.

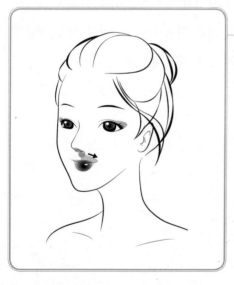

(1) 위 입둘레근 누르기

양 검지로 양쪽 콧구멍 바로 아래를 문지른다. 그 부분이 부드러워진 것 같으면 양 엄지로 인중에서 입꼬리 옆의 지창혈까지 누르며 이동한다. 지창혈은 입꼬리 가까이에 있으며, 위로 연장했을 때 눈동자에 이르는 지점에 있다. 총 6회 반복.

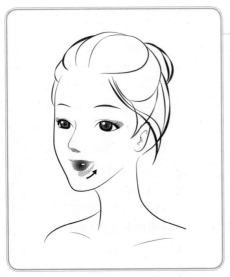

(2) 입꼬리내림근 위로 밀기

양 검지로 승장혈(承漿穴)에서 지
창혈까지 양쪽으로 밀어 올려 준다.
승장혈은 아랫입술 정중앙 밑에 움
푹 팬 지점이다. 총 12회 반복.

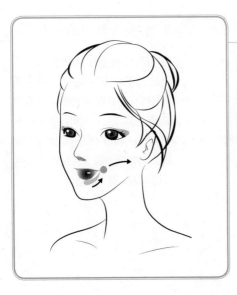

(3) 입꼬리내림근 뒤틀기

오른쪽을 마사지할 때는 왼손 검지
로 오른쪽 승장혈을 누른 상태로 오
른손 검지로 승장혈에서 입꼬리까
지 밀어 올린다. 이어서 입꼬리를
귀 쪽으로 민다. 왼쪽을 마사지할
때는 방향을 바꾼다. 근육의 움직임
이 느껴질 때까지 총 3회 반복한다.

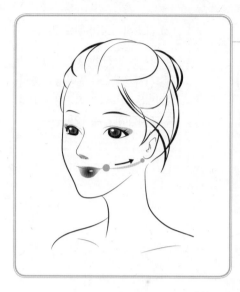

2. 입꼬리당김근 누르기

오른쪽을 마사지할 때는 왼손 검지로 오른쪽 입꼬리를 꾹 누른다. 이 상태에서 오른손 검지로 오른쪽 입꼬리당김근을 따라 협차혈까지 누르며 이동한다. 협차혈은 이를 악물면 귀 밑에 불룩 튀어 나오는 부분 중 가장 높은 곳이다. 왼쪽을 마사지할 때는 방향을 바꾼다. 피부 아래에 멍울이 느껴지면 매우 천천히 이동한다. 총 3~6회 반복.

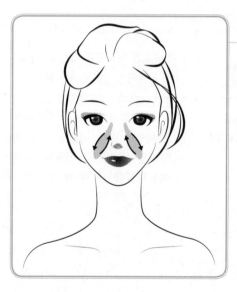

3. 비순근 누르기

양 검지로 눈 안쪽 사이의 움푹 들어간 곳부터 콧대 양쪽을 따라 지창혈까지 누르며 이동한다. 위아래로 총 20회 반복. 딱딱한 느낌이 들면, 마사지하기 전에 검지로 눈동자 바로 아래 피부를 2분 동안 꾹 누른 후에 마사지를 시작한다.

볼굴대

입 주위에는 수많은 근육이 분포하며, 서로 모였다가 나뉘고 또 교차하면서 긴밀하게 영향을 주고받는다. 이런 근육으로는 큰광대근, 입꼬리당김근, 입꼬리내림근 등이 있다. 이러한 입 주위의 근육들이 방사형으로 병렬되어 하나의 축이 형성된 부분을 '볼굴대'라고 한다. 이런 근육들은 서로 위아래로 겹치는데, 볼굴대가 발달하면 위로는 광대 바로 아래까지, 아래로는 목의 울대까지 영향을 준다. 또한 비순골, 즉 양쪽 콧방울 옆 팔자주름이 시작되는 곳에도 영향을 준다. 나이가 들면 볼굴대가 전체적으로 탄력을 잃어 아래로 처진다. 그래서 조각가들은 볼굴대를 얼굴의 젊음과 아름다움의 상징으로 꼽기도 한다.

3. 관련 부위 마사지

입 주위의 경근이 느슨해지고 제자리를 벗어나면, 입 주변의 피부가 전체적으로 처지고 입술이 쪼그라들 뿐만 아니라 얼굴 전체의 윤곽도 달라질 수 있다.

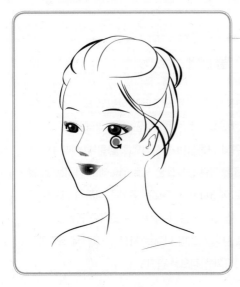

1. 광대 결절 문지르기

광대 결절은 광대의 가장 높은 부분에 두툼하게 솟은 부분을 말한다. 양 검지를 광대 결절에 대고 원을 그리며 세게 문지른다. 딱딱하거나 아플수록 상태가 좋지 않은 것이다. 오른손은 시계 방향으로, 왼손은 시계 반대 방향으로 총 30회 문지른다.

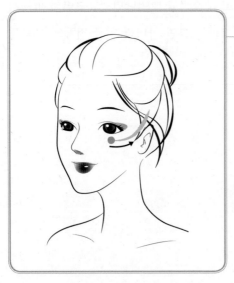

2. 광대 누르기

양 검지로 광대의 가장 높은 부분에서 관자놀이 아래를 지나 귀밑머리 뒤까지 누르며 이동한다. 총 9회 반복.

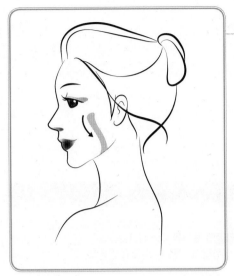

3. 깨물근 앞 누르기

양 엄지로 광대뼈 바깥쪽, 즉 귀밑
머리의 앞에서 협차혈까지 누르며
내려간다. 총 9회 반복.

4. 마사지 횟수

첫 달에는 매일 한 번씩 마사지하고, 둘째 달에는 이틀 걸러 한 번씩
마사지한다. 셋째 달에는 일주일에 2~3회 마사지한다.

제12장
처진 입
– 안면 비대칭의 시작

이 장에서 소개하는 경근 마사지는 다음과 같은 효과가 있다.

① 입꼬리를 위로 향하게 한다. 얼굴의 표정을 다스리고,
　입 주위의 피부 톤을 밝힌다. 아름답게 웃음 띤 얼굴을 만든다.

② 비뚤어진 얼굴을 교정하고 얼굴형을 다듬는다.

③ 입 주위의 자잘한 주름을 개선하고, 근육과 피부의 탄력을 높인다.

④ 날렵한 턱선과 아름다운 얼굴 윤곽을 만든다.

⑤ 깨끗하고 선명한 붉은 입술선을 만들어 낸다.

　반년 전에 황쯔펑 선생님이 나에게 숙제를 냈다. 종일 텔레비전에 나오는 사람들의 얼굴 클로즈업 장면을 관찰하고 알아낸 점들을 보고하는 것이었다. 쉬는 날, 나는 아침부터 화제의 인물을 탐방하는 프로그램을 골라 보기 시작했다. 이런 프로그램이 얼굴 클로즈업 장면도 많고 인물의 표정도 가장 자연스럽기 때문이다. 나는 아침 9시부터 밤 9시까지, 식사하면서도 텔레비전을 뚫어지게 쳐다보았다. 거의 스무 개에 가까운 프로그램에서 수많은 일반인, 배우, 가수, 사회자들을 관찰하고 나서 나는 한 가지 결론을 내렸다. 그중 60% 이상이 안면 비대칭

이라는 점이다. 물론 이 수치는 그저 하루 동안 텔레비전을 보고 얻어
낸 결과일 뿐이니 정확한 것은 아니다.

숙제한 내용을 보고하자 황 선생님은 매우 만족하며 이렇게 말했다.
"맞아. 사실 둘러보면 이런 문제가 있는 사람이 꽤 많지. 그런데 혹시
네 입이 살짝 비뚤어진 것은 발견하지 못했니?" 깜짝 놀란 나는 얼른
거울을 들고 살펴보았다. 내 입은 정말 비뚤어져 있었다! 이게 무슨 일
이지? 내 얼굴이 마비되었나? 황 선생님은 그런 나에게 설명해 주었다.
"중풍, 안면 마비, 외상 같은 이유 외에도 한쪽으로만 음식을 씹는 습
관, 잘못된 수면 자세, 치통 등도 입을 비뚤어지게 해!" 생각해 보니, 어
렸을 때 충치 하나를 뽑은 후로 나는 항상 한쪽으로만 음식을 씹는 습
관이 들었다. 그 결과 내 얼굴의 왼쪽 깨물근은 발달하고 오른쪽 깨물
근은 덜 발달했다. 그러다 보니 왼쪽 얼굴이 오른쪽 얼굴보다 커졌고,
지금은 오른쪽 얼굴을 지나는 경근이 늘어져서 입꼬리까지 아래로 처
졌다. 특히 웃을 때 오른쪽 입꼬리가 처진 것이 뚜렷하게 드러났다! 나
는 즉시 경근 마사지를 시작하고, 동시에 한쪽으로만 씹는 습관을 고쳤
다. 지금 내 입매는 양쪽 입꼬리가 거의 수평으로 돌아왔다. 웃을 때는
아직 오른쪽 입꼬리가 왼쪽보다 약간 아래에 있기는 하지만, 자세히 보
지 않으면 알아차리기 어려울 정도다.

처진 입은 안면 비대칭의 시작이다. 얼굴 양쪽의 근육이 서로 다른
정도로 발달하면 힘이 센 쪽의 근육이 약한 쪽의 근육을 밀어 낸다. 그
러다 보면 얼굴은 근육이 덜 발달하고 힘이 약한 쪽으로 쏠리게 된다!

혹시 당신의 입도 이렇지 않은가? 어느 날 거울을 보고 미소를 지었
을 때 입꼬리가 아름답게 올라가지 않을 수 있다. 자신은 분명히 예쁘

게 웃으려고 해도 마치 비웃듯이 구부러진 입으로 웃지는 않는가? 붉은 입술에 하얀 치아, 맑게 빛나는 두 눈……. 우리는 이런 아름다움을 갖춰야 한다! 심지어 무표정할 때조차 입꼬리가 가볍게 위를 향해야 한다. 이뿐만 아니라 입 주위의 피부 결, 자잘한 주름조차 모두 위를 향해야 한다. 자! 이제 우리의 두 손으로 찬란하고 아름다웠던 미소를 되찾아 보자!

아름답게 웃는 얼굴은 살이 쪄서 사라지는 것이 아니다. 노화 때문에, 정확히 말하면 나이가 들어서 경근이 막히거나 제자리를 벗어나면서 입이 비뚤어지는 것이다. 그러므로 얼굴을 작게 만드는 주사, 지방 흡입술, 레이저 시술 등으로 근육을 끊거나 없애서 해결될 일이 아니다. 이런 방법들은 얼굴을 더 부자연스럽게만 할 뿐이다. 《황제내경》의 소문·경맥별론(素問·經脈別論)편에는 다음과 같은 글이 있다. "먹는 것이 위에 들어가면 정기를 내 보내 위쪽으로 비장에 들어간다. 비장의 기가 다시 정기를 발산하여 위쪽으로는 폐로 돌아가며, 폐는 물의 길을 정리해서 아래로 방광에 들어가도록 한다. 물과 정기가 사방에 고루 퍼져 오장(五臟)으로 들어가고, 사시(四時)에 따른 음양의 변화에 부합한다. 이를 따져 상도(常道)로 삼아야 한다." 즉 음식물이 위장의 소화를 거치면 물은 정기가 되어 인체에 필요한 기, 혈, 진액 등을 만들어 낸다. 그리고 그러한 것들이 몸 전체에 퍼져서 오장에 들어가 사계절의 음양 변화에 우리 몸이 상응하도록 한다. 이것이 바로 건강한 상태라는 의미다. 입 주위에 성형수술을 하면 식사할 때 씹는 힘이 떨어지고, 차츰 식욕까지 감퇴한다. 이런 상황이 오래되면 몸 전체의 근육이 약해지고 오장육부의 기혈이 부족해져서 살이 빠지고 신체 기능이 저하된다. 젊을 때는 이런 상황을 오히려 반길지도 모른다. 날씬해지면 된 거야! 난 냉수만 마셔도 살이 찌니까! 그러나 젊을 때는 기혈이 부족해도 어느 정도 영양을 흡수할 힘이 있기 때문에 괜찮은 것이다.

다음에 소개하는 경근 마사지는 미용 마사지이므로, 중추성 안면 마비 같은 신경계 질병을 치료하는 데는 효과가 없다.

◎ step 01. 상태 진단하기

거울을 보면서 입 주위를 자세히 살펴보자. 1분 동안 관찰하고, 다음의 질문에 대답해 보라.

A. 아무런 표정을 짓지 않았을 때, 양쪽 입꼬리가 위를 향했는가?

B. 아무런 표정을 짓지 않았을 때, 양쪽 입꼬리가 동일 선상에 있는가?

C. 미소를 지었을 때, 양쪽 입꼬리가 동일 선상에 있는가?

D. 미소를 지었을 때, 양쪽 입꼬리를 각각 같은 쪽 귀까지 연장한 선의 길이가 같은가?

E. 자연스럽게 말하거나 미소를 지었을 때, 입이 습관적으로 한쪽으로 기울지 않았는가?

질문 A~E에 대한 당신의 대답이 모두 'Yes'라면 축하한다! 당신의 미소는 매우 자연스러워서 친절하고 부드러운 이미지를 준다.

질문 A에 대한 당신의 대답이 'No'라면, 당신의 입꼬리는 마치 동화 속에 나오는 늙은 노파처럼 아래로 처진 상태다. 만약 당신이 아직 서른두 살이 안 되었다면, 장기간 지속된 피로와 스트레스, 밤샘 등의 이유로 이런 현상이 발생한 것이다. 그렇다면 경근 마사지를 꾸준히 실천해서 금세 회복할 수 있다. 그러나 마흔 살을 넘었다면, 입꼬리가 처진 것은 음혈과 영양이 부족해 근육에 힘이 떨어졌기 때문이다. 그럴 때는 경근 마사지를 하는 동시에 영양 보조제를 복용하면 약 3개월 후에는 효과를 볼 수 있다.

질문 B에 대한 당신의 대답이 'No'라면, 경근이 제자리를 벗어났으며 부분적으로 경근에 기혈이 통하지 않는 상태다. 이것은 경근 마사지로 충분히 치료할 수 있지만, 앞에서 언급한 잘못된 생활 습관을 고치지 않으면 입은 금세 다시 처질 것이다.

질문 C에 대한 대답이 'No'라면, 당신은 분명히 충치가 있거나 아래턱뼈에 문제가 있을 것이다. 마사지를 실천하면서 반드시 의사의 진단을 받아 근본적인 원인을 해결해야 한다!

질문 D에 대한 당신의 대답이 'No'라면, 비순근에 문제가 생긴 것이다. 특히 만성 부비강염이 있는 사람이 많다.

질문 E는 매우 흔한 상황이다. 평소에는 아무렇지 않은데 말을 하기 시작하면 입이 한쪽으로 비뚤어지는 사람들이 있다. 거울을 보면서 말해 보면 십중팔구 자신의 입이 비뚤어지는 것을 발견할 수 있을 것이다. 안타깝지만 이런 상황은 가장 치료하기 어렵다! 겉으로는 고칠 수 있으나, 그 근본 원인인 '습관'을 고치기가 매우 어렵기 때문이다!

◎ step 02. 막힌 부분 찾아내기

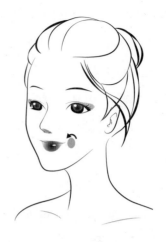

입꼬리가 처지고 입이 비뚤어진 것
은 입둘레근, 입꼬리내림근, 입꼬리
당김근을 지나는 수양명경근에 문제
가 생겼기 때문이다.

❶ 아무런 표정을 짓지 않았을 때,
입꼬리가 처지지 않았더라도 입
꼬리가 위를 향하지 않거나 팔자주름이 있는지 확인하자. 이런
사람은 음혈이 부족하고 경근에 영양이 부족해서 얼굴 전체의 근
육이 아래로 처진 것이다.

❷ 아무런 표정을 짓지 않았을 때, 입꼬리가 처진 것이 뚜렷하게 보
이는 사람은 미소를 짓거나 눈썹을 찡그리면 분명히 입이 비뚤어
질 것이다. 특히 입꼬리내림근이 뒤틀리면 이런 현상이 발생한
다. 검지로 같은 쪽 입꼬리를 누르면서 아래로 향하는 사선을 그
리며 세게 밀어 보자. 손가락이 부드럽게 움직이지 않는다면 입
꼬리내림근이 뒤틀린 것이다.

❸ 미소를 지었을 때, 양쪽 입꼬리를 각각 같은 쪽 귀까지 연장한 선
의 길이가 다르면 한쪽 비순근에 문제가 생긴 것이다. 눈동자 바
로 아래 피부를 꾹 누르면 멍울이 느껴질 수도 있다.

이 밖에 음식물을 한쪽으로만 씹지는 않는지, 한쪽으로만 누워 자지 않는지, 충치나 빠진 치아가 있지는 않은지 확인하자. 좋지 않은 습관은 반드시 고쳐야 하고, 치아에 문제가 있다면 반드시 치료를 받아야 한다. 그런 후 이제 소개하는 경근 마사지를 꾸준히 실천한다면, 얼굴은 균형을 되찾을 것이다.

◎ step 03. 경근과 경맥 마사지하기

1. 준비 작업

거울을 보면서 입 주위의 근육, 피부 결, 그리고 입꼬리의 방향을 관찰하자. 미소를 지을 때 얼굴 양쪽 근육의 힘을 느껴 보자.

2. 마사지 부위, 방향 및 순서

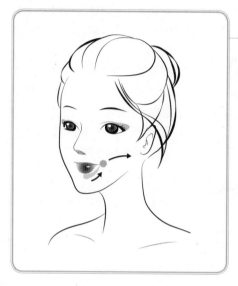

1. 입꼬리내림근 바로잡기

오른쪽을 마사지할 때는 왼손 검지로 승장혈을 꾹 누른다. 승장혈은 아랫입술 정중앙 밑에 움푹 팬 지점이다. 이 상태에서 오른손 검지로 승장혈에서 입꼬리 옆에 있는 지창혈까지 죽 밀어 올린다. 이어서 입꼬리를 귀 쪽으로 민다. 왼쪽을 마사지할 때는 방향을 바꾼다. 총 3회 반복.

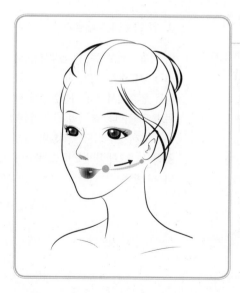

2. 입꼬리당김근 누르기

오른쪽을 마사지할 때는 왼손 검지로 오른쪽 입꼬리를 꾹 누른다. 이 상태에서 오른손 검지로 협차혈까지 누르며 이동한다. 협차혈은 이를 악물면 귀 밑에 불룩 튀어나오는 부분 중 가장 높은 곳이다. 왼쪽을 마사지할 때는 방향을 바꾼다. 멍울이 느껴지면 속도를 줄여 천천히 이동한다. 총 3~6회 반복.

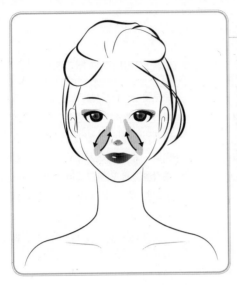

3. 비순근 누르기

양 검지로 콧대와 눈 안쪽의 움푹 들어간 곳부터 콧대를 따라 콧방울을 지나 입꼬리 옆에 있는 지창혈까지 누르며 이동한다. 위아래로 총 20회 반복한다. 탄력이 떨어진 것 같거나 멍울이 느껴지면 검지로 눈동자 바로 아래 피부를 2분 동안 꾹 누른 후에 마사지한다.

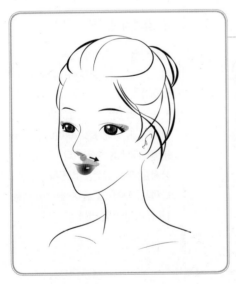

4. 위 입둘레근 누르기

양 검지로 양쪽 콧구멍 앞부분을 문질러 부드럽게 한다. 이어서 양 엄지로 인중에서부터 지창혈까지 누르며 이동한다. 총 6회 반복. 입술 위가 심하게 붉어지면 기혈이 막힌 것이니, 12회 미만으로 반복하여 마사지한다.

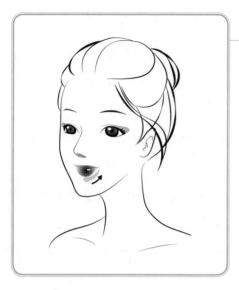

5. 입꼬리내림근 밀어 올리기

양 검지로 승장혈에서 양쪽 지창혈
까지 밀어 올린다. 총 12회 반복.

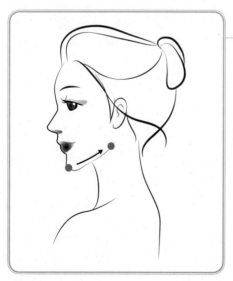

6. 아래턱 누르기

양손의 검지, 중지, 약지로 아래턱
의 가장 뾰족한 곳에서 양쪽으로 아
래턱뼈를 따라 누르며 이동한다. 총
9회 반복. 매끄럽지 않은 것 같으면
총 12회 반복한다.

4. 마사지 횟수

뺨과 입 주위는 다른 부분보다 근육이 많고 부드럽다. 그러므로 너무 힘을 주거나 자주 마사지할 필요는 없다. 매주 2~3회 부드럽게 마사지한다.

처음에 경근 마사지를 배울 때, 마음이 급했던 나는 힘을 주어서 자주 마사지했다. 그 결과 내 얼굴은 곧 퉁퉁 부어서 사나흘이 지나서야 정상으로 돌아왔다. 어머니는 부은 내 얼굴을 보면서 퉁퉁 부은 것뿐만 아니라 미련한 것이 꼭 '돼지' 같다고 놀렸다!

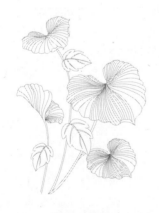

코를
단정하게

제5편

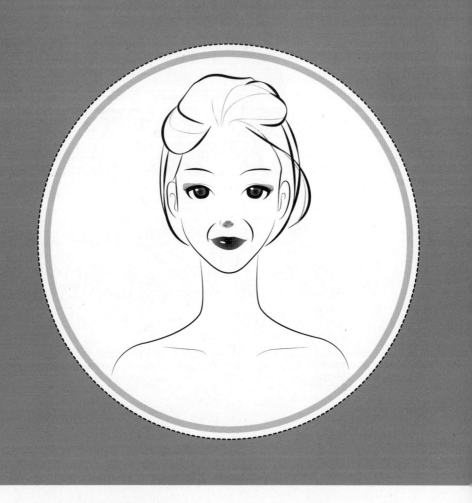

제5편 | 코를 단정하게

코의 모양과 위치를 바로잡아 단정한 이미지를 만든다.

+

코 주위의 피부 상태를 개선한다.

+

밋밋한 얼굴에 볼륨을 더해서 얼굴 윤곽을 예쁘게 만든다.

+

코의 모공을 축소하고, 근육과 피부의 탄력을 높인다.
피지의 분비를 줄여서 블랙헤드를 없앤다. 뾰루지, 기미, 검버섯 등을 예방한다.

+

만성 비염을 예방, 치료하고 코 막힘, 콧물 등의 증상을 치료한다.

+

코 부분의 근육과 피부를 부드럽고 탄력 있게 만든다.

이 편에서는 **코의 모양**을 바로 잡고 **비염을 치료**하는 경근 마사지를
소개한다. 그 효과는 다음과 같다.

제13장
콧대 바로 잡기
– 단정하고 도도한 아름다움

> 이 장에서 소개하는 경근 마사지는 다음과 같은 효과가 있다.

① 코의 모양과 위치를 바로잡는다.

② 코의 모공을 축소하고, 근육과 피부의 탄력을 높인다.
   피지의 분비를 줄여서 블랙헤드를 없앤다.

③ 콧방울을 봉긋하게 한다.

④ 만성 비염을 예방, 치료하고 뾰루지, 기미, 검버섯 등을 예방한다.

⑤ 코 부분의 근육과 피부를 부드럽고 탄력 있게 만든다.

코는 얼굴의 한가운데에 있으며 오관(五官) 중에 얼굴에서 차지하는 면적이 가장 넓다. 그래서 조금이라도 틀어지면 얼굴 전체가 반듯하지 않은 것 같은 느낌이 든다. 관상학에서 코는 재물, 재산, 보물 등을 상징하여 그 사람의 사회적, 경제적 지위를 의미한다.

크든 작든, 동글동글하든 날렵하든, 길든 짧든 관계없이 휘지 않고 똑바르기만 하다면 모두 예쁜 코라고 할 수 있다. 코가 휘어지면, 얼굴이 비대칭으로 보일 뿐만 아니라 피부색이 어두워지며 뾰루지나 검버섯이 생길 수도 있다. 그렇다고 해서 코가 조금이라도 휜 사람은 모두 성형외과에 가서 유행하는 오똑한 코를 만들라는 말이 아니다. 우리는 두 손만을 이용해 경근 마사지로 단정하고 예쁜 코를 만들고 또 유지할 수 있다.

여기까지 읽었다면 아마 이런 생각이 들 것이다. '코는 왜 휠까?', '모공은 왜 커질까?' 코는 비근 사이에 틈이 생기고 연골이 비뚤어지면서 휘기 시작한다. 비근은 콧대에서 양쪽으로 콧방울이 나뉘는 지점에 있는 근육이다. 장기간 안경을 쓰거나 비염을 앓으면 비근에 기혈이 잘 통하지 않아서 이곳의 근육이 뒤틀리거나 근육 사이에 틈이 생긴다. 그러면 코의 연골에까지 영향이 미쳐서 차츰 코가 휜다. 그리고 이에 따라 경근에 기혈이 잘 통하지 않아서 얼굴 전체의 피부에 영양이 충분히 전달되지 못한다. 이 때문에 피부가 점차 거칠어지며 윤기와 탄력을 잃고, 모공도 커진다. 이 밖에도 콧대는 척추와 밀접한 관계가 있다. 경추나 요추에 병이 생기면 척추가 한쪽으로 굽어서 기혈이 머리에까지 원활하게 전달되지 못한다. 그러면 코의 양쪽 경근에 도달하는 영양이 불균형을 이루게 되고, 그 결과 한쪽 경근은 강해지고 반대쪽 경근은 약해진다. 이러한 힘의 불균형 때문에 코가 점점 휘는 것이다.

1. 준비 작업

거울을 보면서 입 주위의 근육, 피부 결, 그리고 입꼬리의 방향을 관찰하자. 미소를 지을 때 얼굴 양쪽 근육의 힘을 느껴 보자.

2. 마사지 부위, 방향 및 순서

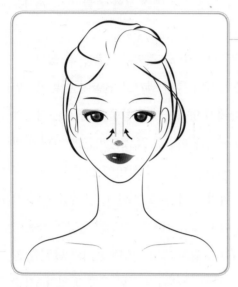

1. 비근 조정하기

오른손 엄지와 검지로 콧방울에서부터 콧대를 따라 살짝 꼬집으면서 죽 올라간다. 꼬집으면서 좌우로 약 5mm 정도씩 밀어 준다.

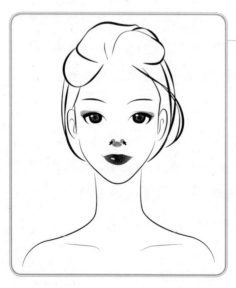

2. 콧방울 문지르기

오른손 엄지와 검지로 콧방울 양쪽을 잡고 문지른다. 총 30회 반복.

3. 비순근 누르기

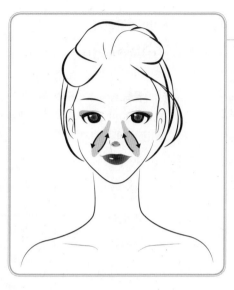

양 검지로 콧부리와 양쪽 눈 안쪽의 움푹 들어간 곳에서부터 콧방울을 향해 입꼬리 옆의 지창혈까지 누르며 이동한다. 위아래로 반복한다. 총 30회 반복. 탄력이 떨어진 것 같거나 멍울, 통증이 느껴지면 그 부분을 검지로 2분간 꾹 누른 다음에 마사지한다.

4. 이마 밀어 올리기

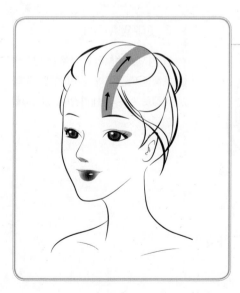

양손의 엄지를 제외한 네 손가락으로 눈썹에서 위를 향해 머리카락이 난 곳까지 죽 밀어 올린다. 계속해서 정수리를 넘어 아래로 뒤통수까지 누르며 이동한다. 총 6회 반복.

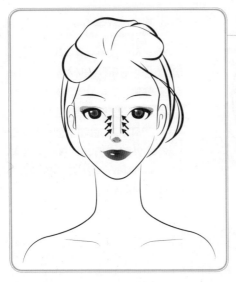

5. 비근 꼬집기

오른손 엄지와 검지로 콧부리와 양쪽 눈 안쪽의 움푹 들어간 곳에서부터 코끝을 향해 꼬집으며 내려간다. 총 30~50회 반복. 피부가 발개질 정도로 세게 마사지한다.

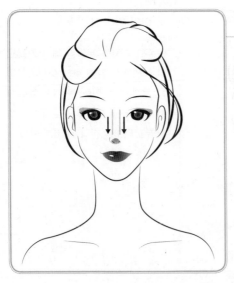

6. 콧대 옆 누르기

양 검지로 콧부리와 양쪽 눈 안쪽의 움푹 들어간 곳에서 콧대 옆을 따라 아래로 누르며 내려간다. 총 20회 반복.

제14장
비염
― 조용히 얼굴을 변형시키는 '비밀요원'

> **이 장에서 소개하는 경근 마사지는 다음과 같은 효과가 있다.**

① 비염을 예방하고 치료하며 코 양쪽의 근육과 피부 상태를 개선한다.

② 코의 모공을 축소하고, 근육과 피부의 탄력을 높인다.

③ 피지의 분비를 줄여서 블랙헤드를 없앤다. 뾰루지, 기미, 검버섯 등을 예방한다.

④ 코의 모양을 바로잡아 단정한 이미지를 만든다.

⑤ 밋밋한 얼굴에 볼륨을 더해서 얼굴 윤곽을 예쁘게 만든다.

이 장의 제목을 보고 '어? 이 책은 미용 서적 아닌가? 비염은 노화 때문에 생기는 것도 아닌데 왜 나왔지?' 하고 생각할지도 모르겠다.

나는 이런 독자들에게 "비염도 미용과 관련이 있다고요!"라고 외치고 싶다. 비염이 있는 사람은 증상이 심해지면 양쪽 콧방울과 그 주위가 딱딱해졌다가 증상이 조금 나아지면 다시 부드러워진 것을 느낀 적이 있을 것이다. 이런 상황이 반복되면 콧방울 주위의 피부와 근육의 탄력이 떨어지고, 그 결과 얼굴의 선이 망가진다.

비염은 과민성 비염, 만성 비염, 비후성 비염, 만성 부비강염, 약물성 비염, 위축성 비염 등 여러 종류가 있다. 이 중에서 위축성 비염을 제외하고 나머지는 모두 콧물, 코 막힘, 어지럼증의 증상을 동반하고, 심할 때는 일상생활을 방해하기도 한다. 현대인은 주로 에어컨이나 히터를 틀어놓고 환기가 잘 되지 않는 실내에서 생활하기 때문에 과민성 비염, 만성 비염, 만성 부비감염 등에 걸리는 사람이 많다. 또 피로와 스트레스로 면역력이 떨어져서 환절기에 감기에 걸렸다가 비염으로 발전하는 경우도 많다. 오늘날 비염은 어느덧 주변에서 가장 흔히 볼 수 있는 질병이 되었다!

◎ step 01. 상태 진단하기

우선 자신이 경근 마사지법으로 효과를 볼 수 있는 상태인지 확인하자.

A. 병원에서 과민성 비염, 만성 비염, 만성 부비강염 및 비후성 비염의 진단을 받은 적이 있다.

B. 비염 진단을 받은 적은 없지만, 코가 차가운 공기에 민감해서 주변 온도가 급격히 바뀌면 콧물이 흐르고 재채기한다.

C. 감기 말기에 콧물이 계속 흐른다. 또 감기에 한 번 걸리면 쉽게 낫지 않는다.

위의 세 상황은 모두 경근 마사지법으로 치료할 수 있으며, C, B, A의 순서로 효과가 있다.

상황 C는 만성 비염이 아니며 감기 말기의 증상일 뿐이다. 코가 막히거나 콧물이 흐르는 증상이 비염과 유사하다.

상황 B는 비염의 초기 증상이다.

상황 B와 C에 해당하는 사람은 관료혈(顴髎穴)을 눌러 보자. 이곳이 딱딱하고 아플수록 족양명경근의 막힘이 심한 것이다. 관료혈은 양쪽 눈꼬리에서 수직으로 내려왔을 때 광대뼈가 튀어나온 곳이다.

◎ step 02. 경근과 경맥 마사지하기

1. 준비 작업

손가락으로 코 주변의 근육을 눌러 보자. 통증이 유난히 심한 곳이 있는가? 딱딱한 멍울이 느껴지는 곳이 있는가?

2. 마사지 부위, 방향 및 순서

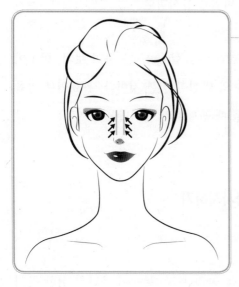

1. 비근 꼬집기

오른손 엄지와 검지로 콧부리와 양쪽 눈 안쪽의 움푹 들어간 곳에서부터 코끝을 향해 꼬집으며 내려간다. 총 30~50회 반복.

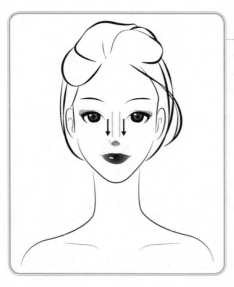

2. 콧대 옆 누르기

양 검지로 콧부리와 양쪽 눈 안쪽의 움푹 들어간 곳에서 콧대 옆을 따라 아래로 누르며 내려간다. 총 20회 반복.

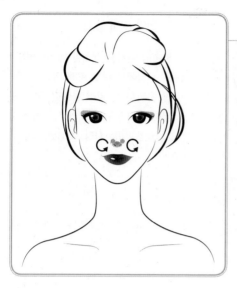

3. 콧구멍 점막 문지르기

양 검지로 양쪽 콧구멍 입구의 점막을 1~2분 동안 누른 후, 안쪽에서 바깥쪽으로 원을 그리며 문지른다.

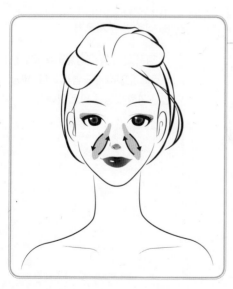

4. 비순근 누르기

양 검지로 콧부리와 두 눈 안쪽의 움푹 들어간 곳에서부터 콧방울 옆을 지나 입꼬리 옆의 지창혈까지 누르며 이동한다. 위아래로 총 30회 반복. 피부에 탄력이 없거나 피부 아래에 멍울이 느껴지면, 검지로 아픈 부분을 2분간 꼭 눌러 준 다음에 마사지한다.

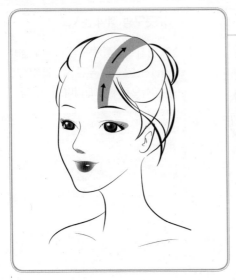

5. 이마 밀어 올리기

양손의 엄지를 제외한 네 손가락으로 눈썹에서 위를 향해 머리카락이 난 곳까지 죽 밀어 올린다. 계속해서 정수리를 넘어 아래로 뒤통수까지 누르며 이동한다. 총 6회 반복.

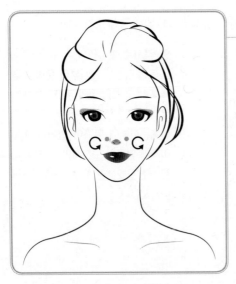

6. 영향혈 문지르기

양 검지로 양쪽 영향혈을 1~2분간 누르고 문질러 부드럽게 한다. 영향혈은 양쪽 콧방울 바로 옆에 있다.

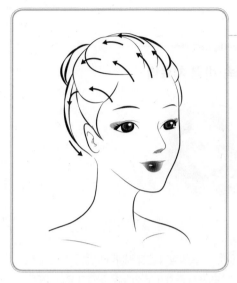

7. 두피 누르기

양손의 다섯 손가락을 쫙 펴서 눈썹에서 머리 뒤쪽으로 뒤통수뼈까지 죽 밀어 넘긴다. 총 6회 반복.

3. 마사지 횟수 및 강도

일시적인 비염은 증상이 있는 동안 매일 마사지한다. 꾸준히 마사지하면 일주일 만에 증상이 완화될 수 있다. 만성 비염은 하루걸러 한 번씩 3개월 이상 지속적으로 마사지한다. 태계혈(太溪穴)과 영향혈에 쑥뜸을 병행하면 더욱 효과적이다. 태계혈은 복사뼈와 아킬레스건 사이의 움푹 파인 곳에 있다.

비염은 고통스러운 질병이다. 생명에 영향을 주지는 않지만 코 막힘, 콧물, 어지럼증, 기억력 저하 등이 심각해지면 일상생활을 방해하기도 한다. 그러므로 절대 가볍이 여기지 말고 초기부터 치료해야 한다. 또 코의 점막을 상하게 하는 약물이나 레이저 시술 때문에 오히려 증상이 심해져서 약물성 비염으로 발전할 수도 있으므로, 치료 방법을 신중히 선택해야 한다.

생활 속 비염 치료법

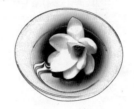

만드는 법

1. 백목련 30g을 달인 물 200㎖를 만들고, 코 막힘이 심할 때마다 이 물을 뜨겁게 해서 코에 증기를 쐰다. 숨을 깊이 들이마셔서 증기가 코 안 깊은 곳까지 들어가도록 해야 한다. 하루에 세 번씩 3~5일간 계속하면 코 막힘이 크게 호전된다.

2. 코 막힘과 함께 맑은 콧물이 계속 흐르면 영향혈과 사백혈(四白穴)에 각각 10분씩 3일 동안 쑥뜸을 놓는다. 사백혈은 눈동자 아래로 3㎝인 지점에 있다.

3. 만성 비염이 있다면 한약재인 소비(巢脾 : 3년 묵은 벌집) 100g을 달인 물, 혹은 30g을 갈아서 만든 가루를 매일 복용한다. 한 달 동안 꾸준히 복용하면 비염에서 벗어날 수 있다.

청춘의
얼굴을
되돌려라

제6편

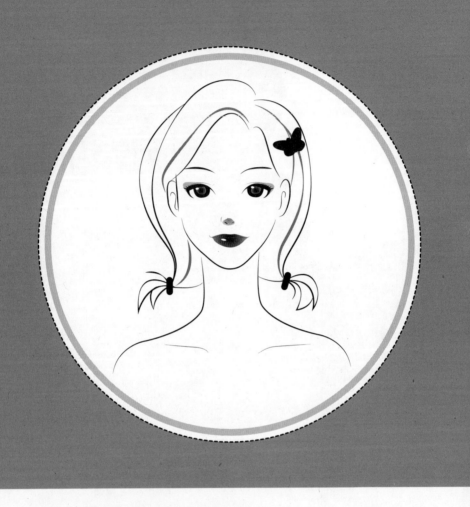

제6편 | **청춘의 얼굴을 되돌려라**

모공이 축소된다.
+
블랙헤드가 사라진다.
+
어둡던 피부가 윤기 있고 밝아진다.
+
피부와 근육의 탄력이 좋아진다.
+
얼굴 윤곽이 입체적으로 바뀐다.
+
이중턱이 사라진다.
+
양쪽 뺨이 위로 바짝 올라간다.
+
아래턱에서 귀까지의 턱선이 뚜렷해진다.

드디어 마지막 편이다. 앞서 소개한 경근 마사지를 꾸준히 실천한다면 당신의 얼굴 근육과 피부는 다음과 같은 효과를 얻을 수 있다.

나이가 들면 주름, 반점, 모공, 블랙헤드 등이 생기는 피부 문제를 피할 수 없다. 더 속상한 것은 피부의 탄력이 떨어지면서 얼굴선이 처지는 것이다! 어느새 변해 버린 얼굴을 발견하면 여성들은 속이 상하다 못해 결국 자신의 얼굴을 싫어하게 된다. 그리고 젊었을 때 예쁘던 얼굴은 점차 머릿속에서 잊힌다.

"피부는 표피, 진피, 피하지방으로 나뉜다. 표피의 가장 바깥은 각질층이다. 각질층은 자체적으로 수분 흡수와 보호 기능이 있고 아미노산과 젖산, 탄수화물 등 천연 보습 인자를 포함하기 때문에 항상 일정한 수분을 머금고 있다. 정상적인 피부의 각질층은 보통 10~30%의 수분을 포함하여 피부의 부드러움과 탄력을 유지한다. 그러나 나이가 들면 각질층의 수분 유지 기능이 점점 저하되어서 수분 함유량은 10% 아래로 떨어지고 피부는 점점 건조해진다."

이것은 미용 관련 서적에서 흔히 볼 수 있는 글이다. 수분 함유량이 높을수록 피부는 부드럽고 탄력이 있다. 꽃다운 소녀 시절을 떠올려 보자. 부드러운 피부는 마치 연한 두부에 물을 뿌려 놓은 듯하지 않던가? '보습 제품을 사서 써 보면 처음에는 효과가 좋다가 쓸수록 효과가 떨어지는 것 같아!' 많은 사람이 이런 생각을 한다. 이는 피부가 그 제품에 적응해서 어느 순간부터 별다른 변화가 일어나지 않기 때문이다. 백화점의 화장품 매장 직원들은 더 나은 효과를 장담하면서 점점 비싼 제품을 권한다. 하지만 한없이 비싼 제품을 사용할 수는 없으니 우리는 결국 현재의 피부 상태를 받아들이게 된다. 물론 보습 제품들이 아예 효과가 없다는 말은 아니다. 오히려 피부에 수분을 공급하는 가장 빠르고 효과적인 방법이다. 그러나 피부가 이미 늘어지고 모공이 생기고 윤기가 사라졌다면, 이것은 경근이 막혀서 피부가 자체적으로 영양을 유지하는 능력을 잃었기 때문이다. 그래서 아무리 겉으로 수분을 보충한다고 하더라도 상황을 근본적으로 개선하기는 어렵다. 급한 마음에 종종 '안 해도 될 일', 다시 말해 얼굴에 주사를 맞거나 칼을 대는 사람들도 있다. 위험을 감수하고라도 더 젊은 피부가 되려고 말이다!

나는 성형 수술을 하는 사람을 이해한다. 아마 경근 마사지를 접하지 못했다면 나도 그녀들처럼 각종 수단을 찾아 헤맸을 것이다. 그러나 굳이 그런 위험한 수술이 아니더라도 경근을 다스려 기혈을 잘 통하게 한다면, 피부는 충분히 수분과 윤기를 얻을 수 있다. 이것이야말로 문제를 근본적으로 해결하는 방법이다.

특히 나이가 들어서 생기는 반점 등은 일단 생기고 나면 어떤 미백 제품을 사용해도 없애기가 어렵다. 그러니 최대한 일찍부터 피부 가꾸기를 시작해야 한다.(돈을 들여 비싼 제품을 사라는 것이 아니다.) 그래야만 얼굴의 노화 속도를 늦추고 나이가 들어서도 아름다운 얼굴을 유지할 수 있다.

앞에서 소개한 경근 마사지를 꾸준히 실천한다면 당신의 얼굴 피부와 근육은 다음과 같은 효과를 얻을 수 있다.

❶ 모공이 축소된다.
❷ 블랙헤드가 사라진다.
❸ 어둡던 피부가 윤기 있고 밝아진다.
❹ 피부와 근육의 탄력이 좋아진다.
❺ 얼굴 윤곽이 입체적으로 바뀐다.
❻ 이중턱이 사라진다.

❼ 양쪽 뺨이 위로 바짝 올라간다.

❽ 아래턱에서 귀까지의 턱선이 뚜렷해진다.

거울을 보자. 지금 거울에 비치는 모습이 현재의 당신이다. 이번에는 거울을 위로 45° 들고서 보자. 그것은 10년 전의 당신이다. 다시 거울을 아래로 45° 내리고서 보자. 그것은 10년 후의 당신이다. 물론 그 모습에 주름도 더해질 것이다.

그러나 걱정할 것 없다. 지금부터라도 경근 마사지를 꾸준히 실천해서 앞에서 말한 여덟 가지 효과를 본다면 나이가 들어서도 매력적이고 개성 있는 여성이 될 수 있다!

또 각 장에서 다룬 문제 말고도 노화로 나타나는 다양한 변화를 늦출 수 있다. 이 책을 읽는 독자들이 모든 마사지법을 정확하게 익혀서 오랫동안 젊고 아름다운 얼굴을 유지하길 바란다!

모든 독자가 이 편의 첫 장에 있는 그림처럼 눈길이 머무는 '인형 같은 동안 미인'이 되기를 간절히 바라는 바다!

미용 경근 설명서

  머리를 지나는 경근 중에서 태양근은 머리 뒤쪽에, 소양근은 중간
에, 양명근은 앞쪽에 있다. 그중 태양근이 가장 길고, 양명근이 가장
굵다.

  경근의 흐름을 정확히 알면 그와 관련 있는 경락, 기관, 오장육부와
질병의 관계를 파악할 수 있다. 그리고 경근을 다스려 병을 치료하면
그 근원부터 치료할 수 있다.

  경근은 근육을 따라 순행하기 때문에 힘줄, 근육과 큰 관계가 있다.
그러나 근육은 경근과 동일하지 않으며, 단지 경근을 찾는 표지가 될
수 있다. 설령 근육과 경근이 완전히 겹쳐 있다고 하더라도 마사지법이
나 치료 방법이 다르므로 반드시 구분해야 한다.

  이 책에서는 각 경근의 부분을 설명했지만, 경근은 길게 연결되어
몸 전체를 흐른다는 점을 기억하자.

◎ 족태양경근

족태양경근은 새끼발가락 위에서 시작해 바깥쪽 복사뼈에 이어지고, 다시 위로 비스듬히 올라가서 무릎 위까지 이어진다. 발등에서 올라가는 족태양경근의 분지(分枝)는 발 바깥쪽 복사뼈를 따라 발꿈치에서 크게 돌아 오금, 즉 무릎의 구부러지는 오목한 안쪽 부분으로 이어진다.

다른 분지는 장딴지 바깥쪽에 이어졌다가 위로 오금 안쪽까지 올라간다. 이 분지는 발꿈치로부터 위로 향하는 경근과 나란히 올라가서 엉덩이로 간 후, 척추를 따라 계속 올라가서 목에 이른다.

목에서 나뉜 한 분지는 따로 혀 밑으로 들어간다. 이 경근은 목과 어깨가 이어진 곳에서 나뉘는데, 그 위치는 사람마다 조금씩 다르다. 굵기는 검지와 비슷하며, 쉽게 만져진다. 또 다른 분지는 뒤통수뼈에서 얼굴로 넘어 온다. 만져 보면 좌우 방향으로 뻗은 것처럼 느껴지지만 실제로는 그렇지 않다. 위아래의 두 경근이 겹쳐져서 그렇게 느껴지는 것이니 정확히 구분해야 한다. 이 두 개의 분지는 코에서 만난다.

내려가는 경근 중 한 분지는 겨드랑이 바깥쪽에서 나아가 어깨에 이어진다.

또 다른 분지는 유두에서 위로 쇄골까지 가서 만나는 점인 결분혈(缺盆穴)에서 위로 비스듬히 올라가 광대까지 이른다.

◎ 족소양경근

족소양경근은 새끼발가락과 넷째 발가락에서 시작해 위로 뻗어서 바깥쪽 복사뼈에 이어지고, 여기에서 다시 정강이뼈를 따라 올라가 무릎의 바깥쪽까지 다시 이어진다.

그중 한 분지는 따로 무릎에서 시작해 허벅지로 올라가 다시 두 갈래로 나뉜다. 두 갈래 중 앞의 것은 허벅지 한가운데의 복토혈(伏兎穴), 뒤의 것은 꼬리뼈에 각각 이어진다.

위로 직행하는 분지는 죽 올라가서 옆구리 아래를 지나 다시 겨드랑이 앞쪽으로 올라온다. 계속해서 가슴 옆을 지나 결분혈에서 뭉친다.

겨드랑이에서 직행하는 분지는 결분혈을 관통해서 족태양경근 앞으로 나온 후, 귀 뒤를 따라 이마의 구석구석을 지난다. 그리고 정수리 가운데에 있는 백회혈에서 교차한다. 백회혈은 앞뒤 머리카락이 난 곳의 정중앙 부근에 살짝 들어간 곳이다. 우리 몸의 많은 중요한 경근, 근육 등이 교차하는 곳이므로 매우 중요한 혈자리다. 이곳을 지나는 경근은 귀에 병이 생겼을 때 두드러진다. 이때 손으로 더듬어 보면 마치 굵기가 1㎝ 정도의 펜 같은 경근이 만져진다.

이마에서 나온 경근은 아래턱으로 내려온 다음 다시 위로 가서 광대까지 이어진다. 또 다른 분지는 목의 바깥쪽에 이어진다.

◎ 족양명경근

족양명경근은 셋째 발가락에서 시작해 발등 위로 이어진다.

비스듬히 올라가는 것은 발등의 바깥쪽에서 위로 가 무릎의 바깥쪽까지 이어진 다음, 다시 허벅지에 이어지고, 이어서 옆구리를 따라 척추까지 이른다.

직행하는 것은 발등에서 위로 무릎까지 가고, 다시 복토혈을 지나 위로 생식기까지 이어진다. 무릎에서 나뉜 분지는 무릎 바깥쪽으로 이어져서 족소양경근과 합쳐진다.

이 경근은 배를 지나 결분혈까지 올라가며, 계속해서 목으로 올라가서 입을 지나 광대에 이어진다. 여기서 말하는 '입'은 볼굴대가 있는 곳을 말한다. 그러나 볼굴대는 근육이 하나의 축을 이룬 것으로 경근과 완전히 같지 않으니 구분해야 한다. 볼굴대는 위아래로 입둘레근, 아래로 입꼬리내림근, 뒤로 입꼬리올림근, 위로 비순근까지 아우른다. 보통 젊을 때는 볼굴대가 살짝 뒤를 향해 있어서 입술이 팽팽하고 입술선이 명확하다. 그러나 나이가 들면 볼굴대가 앞으로 이동하면서 입술 근육이 아래로 처진다. 그래서 입 둘레를 마사지할 때는 전체적으로 움직임이 뒤쪽으로 향하게 한다.

광대 다음으로는 코 옆을 지나 족태양경근과 합쳐지는데, 이때 족태양경근은 위 눈두덩인 목상강(目上岡)이 되고 족양명경근은 아래 눈두덩인 목하강(目下綱)이 된다. 광대에서 나뉜 분지는 뺨을 지나 귀 앞까지 이어진다.

◎ 수태양경근

　수태양경근은 새끼손가락 위에서 시작해 손목으로 이어지고, 다시 팔 안쪽을 따라 위로 올라가서 팔꿈치 안쪽까지 이어진다. 그래서 이 부분을 두드리면 새끼손가락에 시큰하고 저린 느낌이 든다.

　이 분지는 팔꿈치 안쪽에서 다시 상행해서 겨드랑이 아래로 들어가 합쳐진다.

　여기서 생긴 새로운 분지는 겨드랑이 뒤로 위를 향해 나아가서 어깨를 감싸고 목을 따라 족태양경근 앞으로 나와서 귀 뒤로 이어진다.

　여기에서 나뉜 분지는 귓속으로 들어가고, 직행하는 경근은 귀 위로 올라갔다가 다시 내려와 아래턱에 이어진 후, 다시 위로 간다. 아래턱 부근, 정확히 말해서 귓불 아래부터 아래턱뼈 뒤쪽의 근육이 뒤틀린 사람이 많다. 이런 상황이 오래되면 얼굴이 비대칭이 되며 피부도 탄력을 잃는다. 그러므로 증상을 발견하면 즉시 수태양경근을 아래로 쓸어 주고 뒤틀린 근육을 되돌리는 마사지를 해야 한다.

　수태양경근의 또 다른 큰 줄기는 귀 뒤에서 구부러져서 귀 앞을 지나 턱까지 이어진다.

◎ 수소양경근

수소양경근은 새끼손가락과 둘째손가락의 끝에서 시작해서 손목에서 결합하고, 다시 팔을 따라 위로 올라가서 팔꿈치로 이어진다. 여기에서 위로 올라가 팔의 바깥쪽을 돌아서 어깨를 지나 목에서 수태양경근과 합쳐진다. 이때 수소양경근이 수태양경근보다 아주 약간 앞쪽에 있어서 두 경근을 구분하기가 어렵다.

한 분지는 볼로 들어가 혀 아래로 연결된다. 이 경근은 아래턱뼈의 뒤에서 아주 쉽게 만져진다. 사람에 따라 한쪽으로 치우친 사람도 있는데, 그럴 때는 귓불 쪽으로 조금씩 이동하면서 만져 보면 느낄 수 있다.

다른 분지는 위로 올라가서 귀 앞을 따라 눈 바깥쪽까지 연결된 후, 다시 올라가서 이마까지 이어진다.

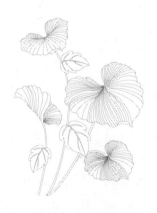

◎ 수양명경근

수양명경근은 엄지와 검지의 끝에서 시작해서 손목에서 합쳐진다. 여기에서 팔을 따라 위로 가서 팔꿈치 바깥쪽으로 간 후, 다시 위로 올라가서 어깨에 이어진다. 이 지점이 바로 인영혈이다. 인영혈은 울대 옆에서 약간 뒤쪽에 있으며, 손가락으로 눌러 보면 경동맥이 뛰는 곳의 뒤에 있다. 양쪽 인영혈을 한꺼번에 누르면 대뇌에 연결된 혈관이 막혀서 기절할 수도 있으니 조심해야 한다.

수양명경근은 다시 인영혈에서 나뉘어 한 분지가 어깨와 척추를 둘러싼다. 직행하는 경근은 뺨까지 가서 광대, 즉 깨물근의 앞쪽이며 협차혈이 있는 곳으로 이어진다. 옆에서 보면 수양명경근과 깨물근이 겹쳐 있어서 구분하기가 어렵다. 이 두 가지는 어떻게 구분해야 할까? 힌트는 근육은 긴장했을 때 딱딱해진다는 점이다. 그러므로 이를 악물었을 때 딱딱해지는 것이 깨물근이다. 그러나 경근은 긴장하든 그렇지 않든 언제나 딱딱하다.

이 경근은 위쪽으로 수태양경근의 앞으로 나와서 왼쪽 이마에서 결합한다. 그런 다음에 다시 내려가서 오른쪽 턱으로 들어간다.

[부록❷]
미용 경근 대조도

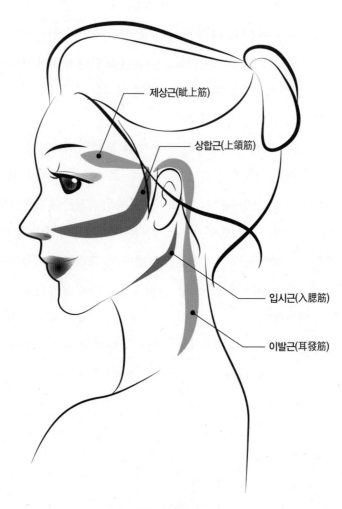

제상근(眦上筋)

상합근(上頜筋)

입시근(入腮筋)

이발근(耳發筋)

수소양경근

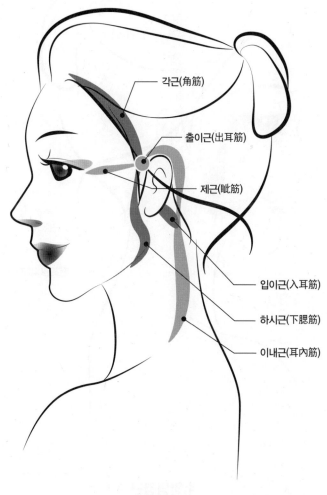

각근(角筋)

출이근(出耳筋)

제근(眦筋)

입이근(入耳筋)

하시근(下腮筋)

이내근(耳內筋)

수태양경근

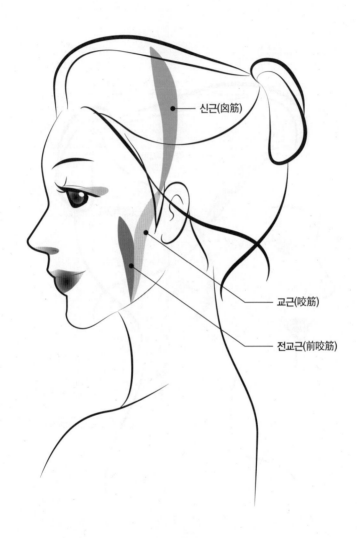

신근(囟筋)

교근(咬筋)

전교근(前咬筋)

수양명경근

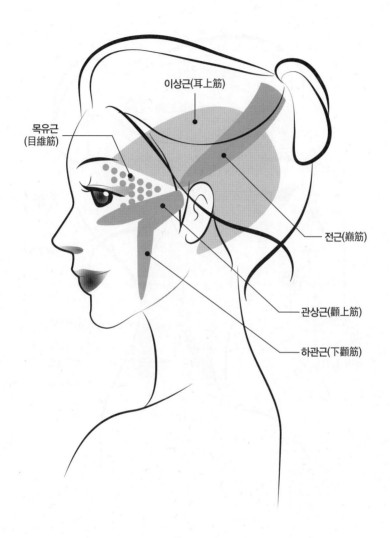

이상근(耳上筋)

목유근
(目維筋)

전근(巓筋)

관상근(顴上筋)

하관근(下顴筋)

족소양경근

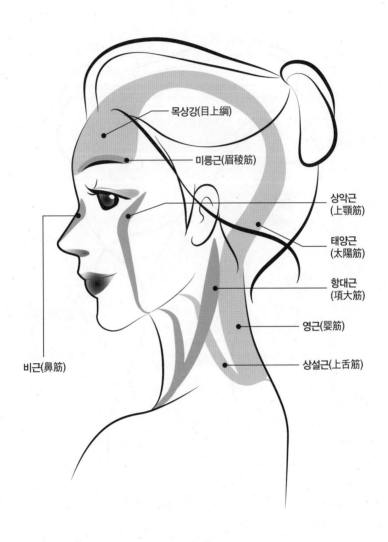

목상강(目上綱)

미릉근(眉稜筋)

상악근
(上顎筋)

태양근
(太陽筋)

항대근
(項大筋)

영근(嬰筋)

상설근(上舌筋)

비근(鼻筋)

족태양경근

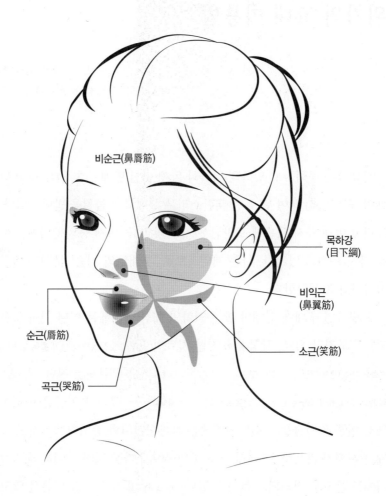

비순근(鼻脣筋)

목하강
(目下綱)

비익근
(鼻翼筋)

순근(脣筋)

소근(笑筋)

곡근(哭筋)

족양명경근

위기의 고대 미용법

황쯔펑(黃梓峰)

무런 중의학연구소(木人中醫學硏究所) 소장

중의학은 중화(中華) 민족의 역사와 함께 몇천 년에 걸쳐 전해 내려 왔으며, 근대(近代) 백여 년 동안 혼란스러운 현대화의 물결을 받아들였다. 그리고 이제 다시 새롭게 도약할 시기를 맞았다. 현재 중의학계에는 여러 가지 문제가 있지만, 나는 개인적으로 '후대로의 계승' 문제가 가장 시급하다고 생각한다.

그렇다면 후대에 전해야 할 중의학의 핵심 이론에는 어떤 것이 있을까? 경락 진단 치료, 장상(藏象) 진단 치료법(인체 내 오장육부의 생리 활동 및 병리 변화의 현상이 밖으로 드러나는 모습을 보고 진단, 치료하는 법), 병위(病位) 진단 치료법(질병이 드러난 자리를 보고 진단, 치료하는 법), 약재학……. 그러나 지금은 이러한 핵심 이론과 기술들은 일반인에게는 물론이거니와 중의학계에서도 크게 중시되지 않는다. 그래서 모두 중의학에서 가장 뛰어난 이론과 기술임에도 문자로 정리되지 못하고 있다. 극소수의 사람만 그 내용을 알고 있을 뿐인데, 지금 당장 그들의 지혜를 정리하기 시작해도 시간은 너무 촉박하다.

이 문제에 대해 다음의 예를 들어 설명하겠다.

경락을 진단하고 치료하는 데 뛰어난 왕원취안 선생은 경락이 겉으로 드러나는 것이 경근이라고 여긴다. 그는 전신의 경근을 손으로 더듬어 한 줄기도 빠뜨리지 않고 구분할 수 있다. 경근은 신체에 병이 생겼을 때 겉으로 드러나며, 병이 치료되면 드러나지 않는다. 경근은 누구나 배우고 연습하면 만져서 구분할 수 있으며 임상에 적용할 수 있다. 따라서 매우 중요하고 효과적인 중의학 기술의 하나다. 하지만 안타깝게도 왕원취안 선생은 올해 이미 일흔일곱이다.

중의학은 병을 치료하고 사람을 구하는 학문이자 기술이다. 그러나 그 내용은 매우 오랫동안 문자로 기록되지 않고 입에서 입으로만 전해졌다. 몇천 년이 흐르면서 분명히 기회가 있었음에도 아무도 문헌으로 정리하고자 하지 않았다. 게다가 배우고자 하는 사람이 줄어들면서 중요한 이론과 기술들은 차츰 사라지고 현재는 중의학계에서조차 잘 사용하지 않는다.

10년 전만 해도 정통 중의학 이론과 기술을 계승한 뛰어난 의사가 꽤 있었다. 그러나 그들은 모두 나이가 많았고, 시간이 흐르면서 하나둘씩 세상을 떠났다. 그들은 제자를 남기지 않았고, 설령 남겼다 하더라도 수준이 높지 않았다. 이후 나이 든 중의학자들이 세상을 떠날 때마다 고대로부터 내려 온 정통 중의학의 이론과 기술도 함께 사라졌다.

◎ 이 책의 인연

고대의 정통 중의학은 입에서 입으로만 전승되었다. 사실 지금의 중의학계에서 사용하는 진단, 치료 방법은 정통 중의학이라고 보기 어렵다. 우리가 알고 있는 것은 현대화된 중의학이다.

그렇다면 정통 중의학이란 무엇일까? 그것은 지금 우리가 배우고 가르치는 중의학이 나온 근원이며, 지금의 중의학이 만들어지기 이전의 무언가다.

정통 중의학은 반드시 체계화되고 후대에 계승되어야 한다. 그래야만 지금의 중의학도 그 명맥이 끊어지지 않는다.

이 책은 바로 그러한 생각에서 시작되었다.

생각해 보면 이 책의 시작은 정말 우연이었다. 나는 오랫동안 정통 중의학 중 경락 진단 치료, 장상 진단 치료, 약재학 등을 강의했다. 학생들은 열정적이었고 나도 보람을 느끼며 가르쳤다. 나는 항상 학생들에게 혹시 내가 가르치는 내용을 책으로 정리하고자 한다면 어려워하지 말고 얼마든지 쓰라고 권했다. 중의학이 말로만 전해진 까닭에 체계화되지 않아서 배우려면 뜬구름을 잡는 듯 그 실체를 알기 어려웠기 때문이다. 당시에 나는 정통 중의학의 명맥이 끊어질까 봐 조바심을 느끼던 차였다.

그런데 학생들의 생각은 나와 조금 달랐다. 그들은 '미용', 다시 말해 얼굴의 경근을 다스려 아름다워지는 것에 관심이 높았다. 나는 깜짝 놀랐다. 생각해 보면 나는 그동안 정통 중의학의 이론과 기술을 학술적으로만 접했지 단 한 번도 미용에 접목해 보려고 하지 않았다. 이 생각의 차이는 그동안 정통 중의학에 대한 내 생각을 다시 한 번 돌아보게 하는 기회가 되었다. 그렇다. 고대의 중의학은 원래 생활에서 비롯한 것이다. 그런 중의학을 다시 생활 속으로 돌려놓는 것, 이것이야말로 중의학을 계승하는 것이 아닐까? 중의학은 이미 생긴 병뿐만 아니라 아직 생기지 않은 병도 예방할 수 있다. 이때부터 반년간의 준비를 거쳐 나는 미용 경근 마사지를 강의하기 시작했다. 나의 생각과 학생들의 관심이 잘 맞은 이 강의는 단번에 최고 인기 강의가 되었다. 얼마 후 출판사 편집장들이 강의 내용을 책으로 출판하고 싶다고 연락해 왔다. 또 마침 제자인 가오룽룽이 책을 쓰고 싶다는 뜻을 밝히면서 이 책이 시작되었다.

사실 나 혼자서는 학술적인 내용을 일반인이 이해하기 쉽게 쓰지 못했을 것이다. 주변 사람들의 도움이 없었다면 이 책은 결코 완성되지 못했다.

◎ 가장 오래된 미용법 – 경근 마사지

경근과 미용의 관계를 이해하려면 우선 아름다움이란 무엇인가부터 이야기해야 한다. 일반적으로 서양에서는 외형의 아름다움을, 동양에서는 내면의 아름다움을 추구한다.

아름다움은 자연스럽고 천연의 것이다. 《황제내경》의 제1편은 '상고천진론(上古天眞論)'이다. 여기에는 "아주 먼 옛날 사람들은 하늘과 땅의 뜻을 거스르지 않고, 음과 양을 파악하고, 정기를 호흡하며 홀로 서서 신을 지켜 피부와 살이 한결같았다."라고 쓰여 있다. 여기서 '피부와 살이 한결같다'는 말은 가장 자연스러운, 가장 건강한 상태를 아름다움으로 삼는다는 뜻이다.

다시 말해, 편안한 상태에서 전신의 근육을 아기처럼 부드럽게 하는 것, 병이 없는 상태, 그것이 바로 아름다움이다. 그렇다. 아기였을 때 우리는 모두 건강하고 아름다웠다. 이후 질병과 노화를 겪으면서 아주 천천히 변화했을 뿐이다.

그렇다면 건강과 아름다움은 같은 것일까?

건강은 아름다움의 기초다. 사람은 자신의 건강함을 스스로 느끼고 표현할 때 비로소 아름다워진다. 나이가 들면 예전만큼 아름답지 않은 부분이 생기는데, 이는 몸이 이전만큼 건강하지 않다는 것을 의미한다. 몸이 건강해야 젊고 아름다워 보인다. 나이가 같은 사람들을 비교해 보면 나이보다 젊어 보이는 사람이 있고 더 나이가 들어 보이는 사람도 있다. 젊어 보이는 사람들은 대체로 얼굴 근육의 변형이 적은 편이다. 손으로 만져 보면 얼굴을 지나는 경근들이 모두 잘 소통되며 뒤틀리지 않고 제자리에 있다.

그렇다면 얼굴을 지나는 경근의 상태만 좋으면 영원히 젊어 보일 수 있을까? 그렇지는 않다. 예순 살이 된 사람이 열여덟 살 때의 '순진무구한 눈빛'을 유지할 수는 없다. 대신 '경험이 많고 사려 깊은 눈빛'을 띨 수 있다. 같은 이치로 예순 살이 된 사람이 열여덟 살 때의 어여쁜 얼굴을 유지할 수는 없다. 대신 성숙한 아름다움을 지닐 수 있다.

건강이란 무엇일까? 《황제내경》의 태소(太素)편에는 건강이 "다섯 장기가 견고하고, 혈맥이 조화롭고 잘 흐르며, 피부와 살이 매끄럽고, 피부가 팽팽하다."라고 정의되어 있다. 이 말은 다시 '보양'과 '소통'이라는 두 단어로 정리할 수 있고, 이 두 단어는 바로 중의학의 본질이기도 하다.

'밥이 보약'이라는 말이 있다. 먹는 것이 실하고 균형 잡히면, 나이가 들어도 주름이 잘 생기지 않는다.

이와 마찬가지로 경근에도 영양이 공급되어야 한다. 영양을 공급받지 못한 경근은 아무리 마사지를 해도 효과가 없다. 옛사람들은 "외모는 마음을 따라 생기고, 마음은 외모를 따라 변한다."라고 말했다. 나는 이 말에서 외모와 마음을 중개하는 것이 바로 경근이라고 생각한다.

입을 예로 들어 보자. 관상학에서는 입술선이 또렷하고 위아래 입술이 약간 도톰한 입을 좋은 입으로 본다. 그럼 입술선은 어떻게 하면 또렷해질까? 주변 사람들이 말하는 모습을 자세히 관찰해 보자. 야무지고 또박또박 말하는 사람은 대부분 입술선이 또렷하다. 발음을 정확하게 하려면 입술 근육의 동작이 모두 딱 들어맞아야 하는데, 그러다 보니 입술의 근육이 발달하기 때문이다. 반대로 말할 때 말끝을 흐리거나 더듬는 사람은 입술을 움직이는 시간이 적기 때문에 입술이 얇다.

부부는 몇십 년 동안 함께 살면서 서로 닮는다. 왜 그럴까? 자세, 언어, 표정이 점점 같아지면서 피부와 근육의 움직임도 점차 같아지기 때문이다.

항상 슬픈 일이 있는 것처럼 울상을 짓고 있는 사람은 입이 전체적으로 아래로 처져 있다. 슬픈 표정을 만드는 입꼬리내림근이 항상 긴장해 있고 반대로 웃는 표정을 만드는 입꼬리당김근은 잘 사용하지 않기 때문이다. 이런 상황이 길어지면 입은 더욱 아래로 처질 것이다. 이와 반대로 얼굴에 항상 웃음을 띠고 있는 사람은 아주 희미하게 미소를 지어도 얼굴 전체가 위로 향한다. 물론 나이가 들면서 얼굴 전체의 근육이 자연스레 처지는 것은 막을 수 없지만, 잘 웃는 사람은 그 정도가 심하지 않다.

이와 같이 심리 상태는 건강과 아름다움의 전제 조건이 될 수 있다. 그래서 옛사람들은 '내적인 보양'을 가장 중요하게 생각했다.

경근 마사지를 더욱 잘 이해하도록 몇 가지 이야기를 더하겠다.

경근의 기초 중 하나는 바로 경수다. 경수는 신체 조직 사이를 흐르는 액체 같은 것으로, 우리 몸이 흡수하는 물과 큰 관계가 있다. 나이가 들면 피부의 수분 함유량과 탄력이 떨어지는데 이럴 때 우리는 어떻게 해야 할까? 먼저 목이 마를 때야 비로소 물을 마시는 습관을 고쳐야 한다. 목이 마르다는 것은 몸이 우리에게 물이 부족하다고 보내는 신호다. 그러니 몸이 신호를 보내기 전에, 다시 말해 목이 마르기 전에 물을 마셔야 한다. 또한 한꺼번에 많이 마시지 말고 조금씩 여러 번으로 나누어 마셔야 한다. 빨리 먹거나 한 번에 많이 먹는 것이 좋지 않은 것처럼 물도 조금씩 천천히 마시는 것이 좋다.

마시는 물의 질도 무척 중요하다. 중국의 남쪽 지방은 물이 풍부하고 연수(軟水)여서 이곳 사람들은 대부분 피부가 좋다. 반대로 중국의 북쪽 지방은 물이 부족하고 경수(硬水)여서 사람들의 피부가 비교적 거칠다. 또 물이 좋기로 유명한 중국 산시 성(陝西省) 위린(楡林) 지역은 예로부터 미녀가 많기로 유명하다. 어렸을 때 우리 집에 있던 동 주전자는 몇십 년 동안 물때를 제대로 씻지 않았다. 그래서인지 나는 어릴 때부터 피부가 좋지 않았다. 서른 살이 넘어서 나는 좋은 물을 먹는 것이 얼마나 중요한지 알게 되었다. 그때부터 항상 먹는 물에 신경을 썼고, 밖에서도 언제나 깨끗한 물을 마시려고 노력했다. 그 결과, 중년이 된 나는 오히려 어렸을 때보다 피부가 더 좋아졌다.

물을 잘 마시는 것은 중의학에서 '양음(養陰)', 즉 음기를 보충하는 가장 기본적인 방법이다. 또 다른 방법은 바로 충분히 자는 것이다. 잠이 부족하면 눈, 입, 혀, 피부가 모두 건조해진다. 잠을 푹 자면 입 안이 매우 부드러운데, 이는 바로 음이 보충되었기 때문이다. 그렇다! 잘 자는 것도 바로 아름다움의 비결이다.

이번에는 외적인 피부 보양에 대해 이야기해 보자.

과학이 발달하면서 좋은 피부 보호 제품도 많아졌지만 여기에서는 중의학의 관점에서만 이야기하겠다.

피부를 보호하는 데 가장 좋은 것은 과연 무엇일까? 우리가 직접 만들어 돈이 들지 않는 것, 바로 유분이다. 얼굴이 특별히 더러운 것이 아니라면, 깨끗한 물로만 얼굴을 씻자. 내가 가장 추천하는 방법은 아침에 잠자리에서 나오기 전에 '물 없이 세수'하는 것이다. 밤사이에 콧방울이나 관자놀이에 분비된 유분을 손으로 세수하듯이 꼼꼼히 문지른다. 다음은 한 친구가 들려 준 이야기다. "문화대혁명 때 도시의 노동자와 학생들이 산시 성에 가서 노동했잖아. 그때 난 차가운 겨울바람에 피부가 상할까 봐 연고를 챙겨가서 계속 발랐어. 하지만 그렇게 노력했는데도 내 얼굴은 금세 다 얼어서 피부가 트고 발개졌어. 그런데 이상하게도 현지 농민들은 얼굴이 아무렇지도 않은 거야. 나중에 나이 든 농부에게 비결을 물었더니, 아침에 일어나서 세수하지 말라고 하더라고! 그냥 얼굴을 문지르기만 하라는 거야. 믿기지 않았지만 한 번 해 보니까, 얼굴 위의 유분이 피부를 지키는 데는 정말 최고였어! 연고니 로션이니 하는 것보다 훨씬 효과적이지 뭐야."

그렇다. 무엇이든지 천연 상태가 최고인 것이다! 나는 즉시 우유, 비타민E 등으로 실험해 보았는데 우유가 가장 효과적이었다. 우유를 한 잔 마시고 두세 방울을 손바닥에 떨어뜨려서 얼굴에 문질렀는데, 몇 번 해 보니 피부가 확연히 좋아졌다.

내적, 외적 보양이 충분하다면, 경근에 충분한 영양이 공급되고 마사지의 효과도 더욱 커질 수 있다.

경근은 아름다움과 어떤 관련이 있을까?

이 책에서는 얼굴의 경근 마사지만 다뤘지만, 경근은 몸매의 아름다움과도 관련이 있다. 여성은 출산을 경험하면 아기가 나오느라 벌어진 뼈가 다시 원 상태로 완벽하게 돌아가기 어려워 체형이 변화한다. 이때 경근을 따라 뼈를 잘 맞추면 몸매가 바로잡혀서 출산 이전으로 돌아갈 수 있다.

경근과 근육은 서로 다르다. 경근은 근육에, 근육은 아름다움에 각각 영향을 미친다. 경근은 근육을 순행하는 일종의 시스템이다. 경근에 기혈이 잘 통해야 이를 통해 오장육부의 기가 근육에 전달되어서 몸이 건강해질 수 있다. 그러므로 경근의 상태는 몸의 상태를 결정하는 가장 기초적인 조건이다.

각 경근이 모두 제자리에 있고 원활하게 소통하면 근육도 자연히 건강해진다. 예를 들어 나이가 들어 눈이 처지면 원래 눈이 자리하던 위치에 자연히 공간이 생긴다. 그러면 기혈의 운행도 예전과 달라져서 원활하지 않다. 이때 경근을 마사지하면 기혈의 운행이 순조로워질 수 있다.

노화는 언제부터 시작될까? 나는 청소년기에 시작된다고 본다. 그중에서도 '다리가 가장 먼저 늙는다.' 십 대 청소년을 마사지해 보면 대부분 다리를 지나는 경근의 소통이 원활하지 않아서 경근이 울퉁불퉁하다. 이런 상황을 절대 가벼이 여겨서는 안 된다. 또 얼굴의 노화는 다리보다 늦게 나타나지만, 열여덟 살 이후부터 얼굴의 경근이 막히는 사람도 있다. 중년 이후는 말할 것도 없다.

지금 마흔인 사람은 몇십 년 전에 마흔이었던 사람과 비교하면 훨씬 젊어 보인다. 이는 현대인들의 영양 상태가 옛사람들보다 좋고 몸을 건강하게 유지했기 때문이다. 마찬가지로 항상 경근에 관심을 기울이고 내적, 외적으로 보양에 힘쓰며 건강에 문제가 생겼을 때 초기에 치료를 시작한다면 충분히 젊어 보일 수 있다.

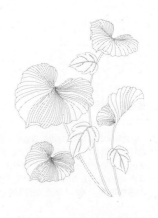

옮긴이 | 송은진

한국외국어대학교 중국어과를 졸업하고 동 대학원에서 중국정치학 석사 학위를 취득했다. 베이징 대외경제무역
대학과 상하이 복단대학에서 수학했다. 현재 각급 관공서와 기업체에서 중국어 강의와 통역을 맡고 있으며 번역
에이전시 (주)엔터스코리아에서 출판기획 및 전문 번역가로 활동하고 있다.
주요 역서로는 『옷, 날개가 되다』, 『생물학의 역사』, 『장대천의 시화 감정(출간 예정)』, 『사회학의 100가지 이야
기(출간 예정)』, 『세계 시리즈_이집트(출간 예정)』, 『세계 시리즈_그리스(출간 예정)』 등이 있다

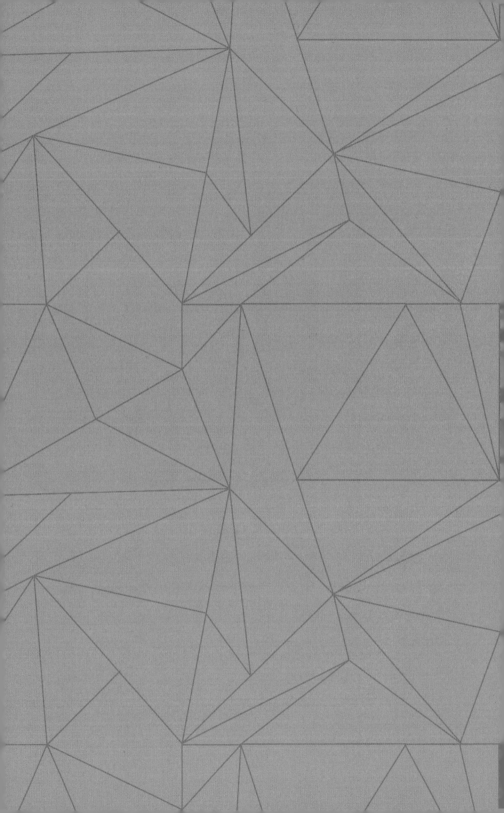

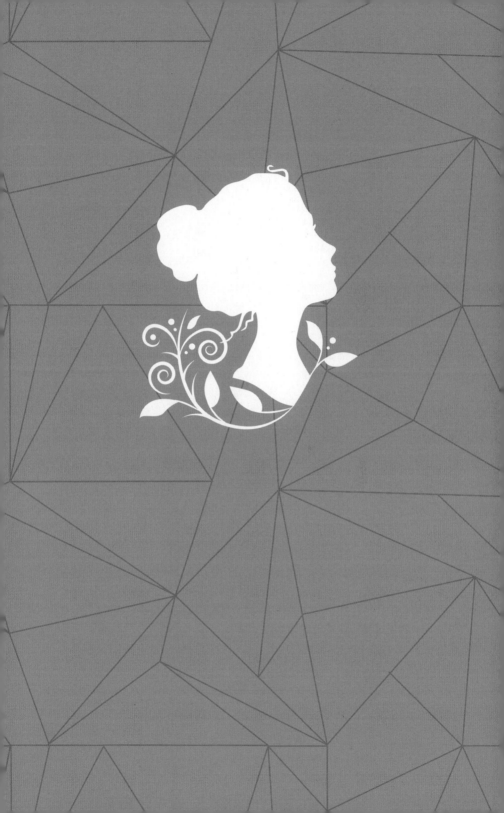

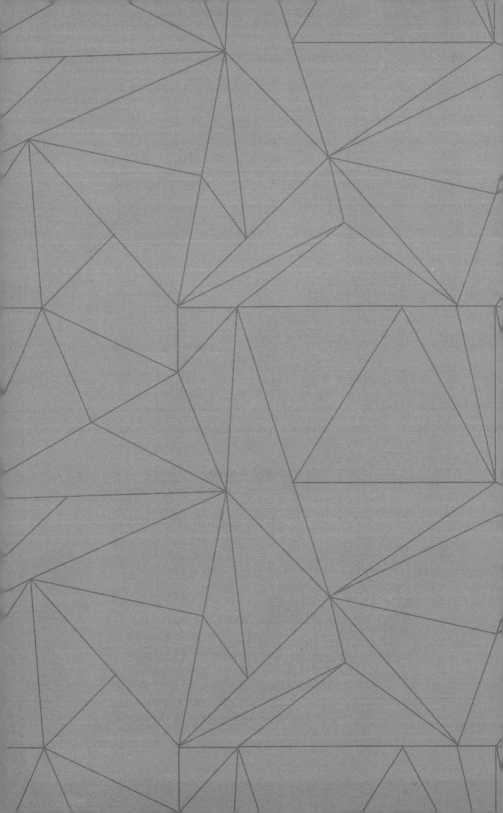